W0269496

Verständliche Wissenschaft

Siebenundzwanzigster Band

Vitamine und Mangelkrankheiten

Von

Hermann Rudy

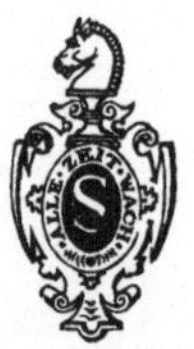

Berlin · Springer‑Verlag · 1943

Vitamine und Mangelkrankheiten

Ein Kapitel aus der
menschlichen Ernährungslehre

Von

Dr. Hermann Rudy

Dozent an der Universität Heidelberg

Zweite, ergänzte Auflage
6. bis 10. Tausend

Mit 40 Abbildungen

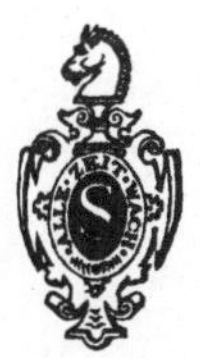

Berlin · Springer-Verlag · 1943

ISBN-13: 978-3-642-98280-4   e-ISBN-13: 978-3-642-99091-5
DOI: 10.1007/978-3-642-99091-5

Alle Rechte, insbesondere das der Übersetzung
in fremde Sprachen, vorbehalten.
Copyright 1936 and 1943 by Springer-Verlag OHG. in Berlin.
Softcover reprint of the hardcover 1st edition 1943

Inhaltsverzeichnis.

V

VI

Einleitung.

Das hohe Ansehen, das die Heilkunde allgemein genießt, verdankt sie ihrem edlen Ziele, der leidenden Menschheit zu helfen. Um dieser gewiß nicht leichten Aufgabe gerecht werden zu können, bedarf es nicht nur des Ausbaues und der Vertiefung bereits bestehender, sondern noch viel mehr der Auffindung neuartiger Heilmethoden. Dies gelingt auf die Dauer nur auf dem Wege eines tiefgehenden Gedankenaustausches mit anderen Zweigen der Wissenschaft. Die Geschichte der Heilkunde zeigt, wie dies zu beiderseitigem Nutzen tatsächlich immer geschehen ist und noch geschieht.

Wenn wir von dem Einfluß der Geisteswissenschaften absehen, sind es gerade die Naturwissenschaften, die der Entwicklung der Heilkunde seit langem ihr Gepräge geben. Der Bau des ersten Mikroskopes vor etwa 3oo Jahren geschah zwar nicht durch einen „Schulphysiker", aber die folgerichtige Entwicklung dieser Erfindung ist doch den wissenschaftlich geschulten Physikern zuzuschreiben. Was aber verdanken wir diesem wunderbaren Instrument! Ohne Mikroskop wäre es unmöglich gewesen, die Ursachen der vielen menschlichen und tierischen Seuchen, nämlich die Kleinlebewesen (Bazillen und Bakterien), zu erkennen, und ohne deren Entdeckung wäre eine wirksame Bekämpfung der Seuchen auch heute noch undenkbar. Ohne Mikroskop wäre ferner die Entdeckung der kleinsten selbständigen Bausteine und Organismen, der Zellen, wohl kaum geglückt; das Studium der Zellen aber hat dem Arzt eine Reihe neuer Hilfsmittel zur Erkennung von Krankheiten der verschiedensten Art in die Hand gegeben. Denken wir nur daran, daß man z. B. aus einem kleinen Tropfen Blut den Gesundheitszustand eines Menschen zu beurteilen gelernt hat!

Die Entdeckung der kurzwelligen (Röntgen-) Strahlen, die viele Stoffe mit Leichtigkeit durchdringen, hat die Erkennung (Diagnose) zahlreicher körperlicher Leiden und Gebrechen um ein Wesentliches erleichtert. Es ist heute bereits eine Selbstverständlichkeit, daß nicht nur bei Knochenbrüchen, sondern beispielsweise auch bei Zahngeschwüren Röntgenaufnahmen gemacht werden, die den Sitz der Erkrankung erkennen lassen. Andererseits macht man auch von der Heilwirkung dieser kurzwelligen Strahlen Gebrauch, da sie infolge ihrer hohen Durchdringungsfähigkeit tiefer liegende Gewebe erreichen und den Krankheitsherd unter Umständen ausmerzen können. Noch eine weitere Errungenschaft der Physik soll hier gestreift werden, nämlich die sogenannten „radioaktiven Substanzen". Auch sie hat man, ebenso wie die Röntgenstrahlen, unmittelbar zu Heilzwecken herangezogen, besonders bei bösartigen Geschwülsten (Krebs).

Dies alles sind nur einige wenige Beispiele für die fruchtbare Zusammenarbeit von Physik und Medizin. Sie könnten leicht um viele andere vermehrt werden. Hingewiesen sei lediglich auf das kürzlich vollendete Elektronenmikroskop, das der Heilkunde ohne Zweifel wieder neue Möglichkeiten schafft.

Nicht minder zahlreich und innig sind die Fäden, die die Medizin mit der Chemie verbinden. Ja, man kann fast sagen, daß gegenwärtig in der Medizin und Biologie, ebenso wie in Botanik und Zoologie, eine ausgesprochen chemische Richtung herrscht. Wenn wir heute von einer Zeit der Chemotherapie sprechen und darunter die Heilung von Krankheiten mit Hilfe hochwirksamer chemischer Stoffe verstehen, dann müssen wir uns stets bewußt sein, daß die Anfänge dazu weit zurückliegen: von den alten „Hausmitteln" führt der Weg über die Rezepte des Apothekers zu den Präparaten der pharmazeutisch-chemischen Industrie. Durch langwierige Arbeit hat man in einer Reihe von Fällen die stoffliche Natur der heilenden Pflanzenstoffe erforscht und ihnen ebenbürtige künstliche zur Seite gestellt. Und wenn wir die jüngsten Erfolge in der Bekämpfung so tückischer Seuchen wie Geschlechtskrankheiten, Schlafkrankheit, Malaria u. a. m. betrachten, dann dürfen wir ohne Übertreibung sagen, daß die Kunst des Chemikers hier die Natur überboten hat. Die Saat des großen Parazelsus trägt nunmehr reichliche Früchte.

Daneben spielt die Chemie noch eine gewisse Rolle als diagnostisches Hilfsmittel des Arztes. Wir denken hier an die chemischen Proben auf Zucker, Eiweiß, Gallenfarbstoff und viele andere.

Eines der jüngsten gemeinsamen Arbeitsgebiete von Arzt und Chemiker ist die Erforschung einiger Stoffgruppen, denen in der lebenden Zelle besonders wichtige Aufgaben zufallen. Es sind dies die *Fermente, Hormone und Vitamine.* Gefördert wurde diese Zusammenarbeit insbesondere bei den letzteren durch den Weltkrieg, was insofern leichtverständlich ist, als es sich weitgehend um Fragen des stofflichen Umsatzes und der Ernährung handelt. Was die zum Leben unbedingt notwendigen Fermente, Hormone und Vitamine sind, werden wir bald zu erklären versuchen. Dabei werden die Vitamine — entsprechend der Aufgabe dieses Büchleins — natürlich den weitaus größten Raum einnehmen. Wenn nun aber der eine oder andere am Schluß unserer Darlegungen zu der Überzeugung gelangt sein sollte, daß die Lebensvorgänge damit nicht klarer geworden sind, als sie vorher waren, daß sie im Gegenteil nur noch verwickelter aussehen, dann möge er sich vor Augen halten, daß sich der nie rastende menschliche Geist nach der Beantwortung *einer* Frage stets neue stellt und daß ein *restloses* Verstehen der Naturvorgänge wohl überhaupt nicht möglich sein wird.

Allgemeiner Teil.

Wie die Vitamine entdeckt wurden.

Bei der Entdeckung der Vitamine handelte es sich um eine jahrzehntelange Entwicklung fast zwangsläufiger Art, die von Rückschlägen und Irrwegen allerdings nicht verschont blieb. Den Ausgangspunkt bildeten die Untersuchungen ganz verschiedener Forscherkreise, die zunächst unabhängig voneinander arbeiteten, im gegebenen Augenblick aber ihre Erfahrungen austauschten, um so das Gebiet gemeinsam zu erschließen. Auf der einen Seite trachtete man nach der Erkenntnis und Heilung einiger menschlichen Krankheiten, auf der anderen erforschte man — von einfachen physiologisch-chemischen Gesichtspunkten ausgehend — die Ernährung der Säugetiere und des Menschen. Wie die Vertreter dieser beiden wissenschaftlichen Arbeitsrichtungen schließlich von der Existenz der Vitamine überzeugt wurden, das sei nun kurz geschildert.

In früheren Zeiten war bei den Seeleuten eine Krankheit sehr gefürchtet, die sich fast regelmäßig bei langen Fahrten einstellte und viele Opfer forderte, nämlich der *Skorbut*. Er äußerte sich zunächst in einer allgemeinen Muskelschwäche, in Zahnblutungen und anderen Erscheinungen und führte schließlich infolge Herzschwäche zum Tode. Auch bei längeren Expeditionen zu Lande durch unwirtliche Gegenden war Skorbut häufig. Selbst bis in die jüngste Zeit ist sein Auftreten zu verzeichnen. Es ist jedoch sicher, daß gewisse Völker schon in früher Zeit wirksame Gegenmittel besaßen, wenn sie auch in Mitteleuropa so gut wie unbekannt blieben. So sollen die Wikinger auf ihren Fahrten Zwiebeln verwendet haben. Gegen Ende des 16. Jahrhunderts heilte man Skorbut verschiedenenorts bereits mit Zitronensaft. Sicher überliefert ist uns z. B. diese Behandlung mit Zitronensaft durch den deutschen Arzt K r a m e r (i. J. 1720). Und der berühmte englische Seefahrer C o o k erhielt im Jahre 1776 von der höchsten wissenschaftlichen Instanz des Landes eine Auszeichnung für die erfolgreiche Bekämpfung des Skorbuts auf seinen Schiffen. Wir wissen heute, daß die damalige Methode, mit sauren Fruchtsäften und frischem Gemüse zu heilen, die bestmögliche war. Zu der Entdeckung der Vitamine hat sie aber nicht geführt, da man das Wesen der Krankheit trotz richtiger Heilmethoden nicht erkannt hatte.

Es blieb einer in Ostasien, teilweise auch in Südamerika heimischen ähnlichen Krankheit vorbehalten, den Anstoß zu der eingehenden Untersuchung der Rolle gewisser Nahrungsmittel bei der Entstehung derartiger Erkrankungen zu geben. In Japan erkannte man bereits im Jahre 1884, daß das Auf-

4

treten dieser *Beriberi* genannten Krankheit innig mit der Ernährungsweise zusammenhing. Als man der sehr stark unter Beriberi leidenden Marinetruppe statt der Reiskost Fleisch, Obst, Brot und Gemüse gab, ging die Krankheit schlagartig zurück. Das war in der damaligen Zeit um so verwunderlicher, als die neue Kost dem Energieinhalt nach (d. h. also der bei Verbrennung entstehenden Wärmemenge und der im Muskel auftretenden Arbeit nach) der alten Reiskost unterlegen war.

Im letzten Jahrzehnt des vorigen Jahrhunderts kam dann der auf Java stationierte holländische Arzt Eijkman auf Grund von Beobachtungen an Gefängnisinsassen zu der Erkenntnis, daß der andauernde und ausschließliche Genuß von *poliertem Reis* die Ursache der Beriberi ist. Seine Ergebnisse gaben den Anlaß zu einer Reihe weiterer Untersuchungen, an denen sich besonders auch sein Landsmann Grijns beteiligte und aus denen schließlich klar hervorging, daß beim Polieren des Reises mit den als Kleie abfallenden Schalen ein Stoff verlorenging, der das Auftreten der Krankheit verhindern kann; denn beim Genuß von unpoliertem Reis wurde niemand beriberikrank. Zunächst aber galt es noch heftige Widerstände auf seiten der Ärzte zu überwinden, weil die Vorstellung, daß das Fehlen mengenmäßig unbedeutender Nahrungsbestandteile zu einer schweren Krankheit und selbst zum Tode führen sollte, in der damaligen Zeit ganz neuartig war. Es war nämlich unter dem Einfluß der um jene Zeit auf ihrem Höhepunkt angelangten Bakteriologie sozusagen Mode geworden, alles auf Infektionen (Ansteckungen) zurückzuführen. — Besonders wichtig war eine mehr zufällige Beobachtung auf Java gewesen, nämlich die, daß die Hühner der Anstalt, die ebenfalls ausschließlich von poliertem Reis ernährt wurden, von einer der menschlichen Beriberi ähnlichen Krankheit befallen wurden. Schließlich fand man auch, daß die Reiskleie (oder wässerige Auszüge daraus) imstande sind, die ausgebrochene Krankheit innerhalb kurzer Zeit auszuheilen. Damit war zum ersten Male erkannt, daß solche auf bestimmte einseitige Ernährung zurückgehenden Erkrankungen nicht auf den Menschen beschränkt sind, sondern sich auch künstlich an Tieren erzeugen lassen. Diese Entdeckung war von großer Tragweite, denn ohne Tierversuche wäre die Erforschung dieser Krankheiten nur sehr langsam vor sich gegangen.

Es ist als ein glücklicher Umstand zu bezeichnen, daß man zu jener Zeit auf seiten der Ernährungsphysiologen auf Tatsachen gestoßen war, die mit den soeben geschilderten Beobachtungen manches gemeinsam hatten. Bis dahin hatte unumschränkt die Regel gegolten, daß zur vollständigen Entwicklung und Erhaltung des tierischen Organismus außer *Wasser* nur 4 Nährstoffe nötig seien: *Eiweiß, Fett, Kohlenhydrate und Salze.* (Eiweiß nimmt der Mensch im Fleisch, in der Milch, in den Eiern und zu einem beträchtlichen Teil auch in den verschiedensten Gemüsen auf. Die Fette sind bekanntermaßen ebenfalls sowohl pflanzlichen als tierischen Ursprungs. Als Kohlenhydrate bezeichnet man die Zucker und die zuckerähnliche Stärke im Getreide und den Kartoffeln. Die mineralischen Salze, die wir unter anderem zum Aufbau der Knochen und Zähne benötigen, finden sich in fast allen Nahrungsmitteln in mehr oder minder großer Menge. Wir brauchen sie in reichhaltiger Auswahl, nehmen in größerem Ausmaß aber nur Kalk, phosphorsaure Salze und Kochsalz auf.) Diese 4 Grundtypen von Nährstoffen sollten nach der damaligen Ansicht genügen, den tierischen Organismus aufzubauen und zu erhalten.

Versuche, das genannte Ernährungsschema endgültig zu beweisen, stießen indes auf Schwierigkeiten. Schon im Jahre 1881 wurde in Basel gefunden, daß Mäuse, die ausschließlich mit Kasein (dem Eiweiß der Milch), mit Fett und Rohrzucker ernährt wurden, nicht am Leben zu erhalten waren, daß dies aber gelang, wenn man der genannten Kost noch Milchpulver zufügte. Es wurde der richtige Schluß gezogen, „daß in der Milch außer Kasein, Fett, Milchzucker und Salzen noch andere Stoffe vorhanden sein müssen, welche für die Ernährung unentbehrlich sind". Aber erst nach 25 Jahre langer weiterer Arbeit wurde die Bedeutung dieser Beobachtung für menschliche Krankheiten richtig erkannt. Im Jahre 1906 betonte der englische Physiologe H o p k i n s zum erstenmal ausdrücklich, daß zwischen den noch unbekannten lebenswichtigen Bestandteilen der Nahrung und vielen menschlichen Krankheiten innige Beziehungen bestehen müßten. Damit war die Brücke geschlagen zwischen den Beobachtungen der Ärzte und denen der Ernährungsphysiologen. Zu etwa der gleichen Zeit hatte der Deutsche S t e p p in Straßburg Versuche an Mäusen angestellt, die die Parallele zu den Beobachtungen an den beriberikranken Hühnern darstellen. S t e p p fand, daß Brot und Milch — wenn man sie vorher mit Alkohol und Äther auszog (extrahierte) — als Nahrungsmittel ungenügend waren, daß sie aber ihre Vollwertigkeit wiedererlangten, wenn man die extrahierten Bestandteile nachträglich zufügte. Anschließend wurde dann von englischer Seite ebenfalls der Beweis erbracht, daß zur Ernährung außer Eiweiß, Fetten, Kohlenhydraten, Salzen und Wasser noch besondere Nahrungsbestandteile notwendig sind. Mittlerweile waren auch amerikanische Forscher, die den Wert tierischer und pflanzlicher Proteine (= Eiweiße) für das Tier und den Menschen prüften, auf die Bedeutung solcher besonderen Nahrungsbestandteile aufmerksam geworden, und bis zu Beginn des Weltkrieges hatte sich durch die weitere Mitarbeit holländischer, norwegischer und anderer Forscher die Überzeugung durchgesetzt, daß eine Reihe von Krankheiten, die man früher als Folgen einer Infektion angesehen hatte, nur auf eine mangelhafte, einseitige Ernährungsweise zurückzuführen ist. Dabei fielen diese in der Nahrung fehlenden Bestandteile gegenüber den übrigen aufgenommenen Nährstoffen bekannter Art mengenmäßig merkwürdigerweise gar nicht ins Gewicht.

Die so verursachten Krankheiten wurden von den englischen Forschern „deficiency diseases" = *Mangelkrankheiten* genannt. Die lebenswichtigen Nährstoffe, auf deren Fehlen die Krankheiten beruhen, erhielten von den einzelnen Forschern verschiedene Namen. Von ihnen hat sich lediglich die durch F u n k in London vorgeschlagene Bezeichnung „*Vitamine*" durchgesetzt. Sie sollte zum Ausdruck bringen, daß es sich um *amin*artige (d. i. nach bestimmten chemischen Gesetzen aufgebaute stickstoffhaltige) Körper handelt, die zur Erhaltung des Lebens (= *vita*) unbedingt notwendig sind, wobei allerdings betont werden muß, daß nicht alle Vitamine Amine sind. In Anlehnung daran heißen die Mangelkrankheiten auch *Avitaminosen*. *Die Mangelkrankheiten oder Avitaminosen sind also Ernährungskrankheiten, die auf das Fehlen von Vitaminen in der Nahrung zurückzuführen sind.*

Wieviel Vitamine gibt es ?

Wir haben bis jetzt stillschweigend von *den* Vitaminen gesprochen, ohne den Nachweis erbracht zu haben, daß es sich wirklich um mehrere handelt. Wie viele es tatsächlich sind, wissen wir auch heute noch nicht; denn die Zahl der Vitamine wächst immer noch an. Zur Zeit sind etwa 20 Typen dieser geheimnisvollen Stoffe bekannt, denen eine ebenso große Anzahl von Mangelkrankheiten zugeordnet werden muß.

Lange Zeit fand man zwischen Beriberi- und Skorbutheilender Kost keine Unterschiede, und man glaubte vielfach an eine gemeinsame Ursache. Dann entdeckte man aber, daß Eigelb oder gedörrter Weizen zwar ein gutes Mittel gegen Beriberi sind, daß sie aber den Skorbut nicht verhüten können. Als es schließlich gelang, aus einem wässerigen Pflanzenauszug, der nachgewiesenermaßen beide Schutzstoffe enthielt, das die Beriberi verhütende Vitamin auf einfache Weise abzutrennen, ohne die Skorbutschutzwirkung zu beeinträchtigen, bestand kein Zweifel mehr, daß man es mit zwei verschiedenen Vitaminen zu tun hatte. Die weitere chemische Bearbeitung hat das nur bestätigt.

Reisschalen, insbesondere das sogenannte Silberhäutchen und deren *wässerige* Extrakte, haben nicht nur „Anti"- (= Gegen-) Beriberiwirkung, sondern besitzen auch die Fähigkeit, das Wachstum junger Tiere anzuregen. Andererseits haben aber auch die in *Alkohol und Äther löslichen* Bestandteile der Milch Wachstumswirkung. Da sich das „Wachstumsvitamin" der Reiskleie von demjenigen der Milch durch sein Verhalten gegen Wasser bzw. Äther unterschied, war es also offenkundig, daß der Wachstumsvorgang junger Organismen nicht von einem einzigen Vitamin abhängen konnte. Heute wissen wir, daß das im Milchfett vorliegende

Wachstumsvitamin noch eine ganze Reihe anderer Aufgaben hat und daß außer den beiden genannten noch eine ganze Anzahl anderer Vitamine zur Aufrechterhaltung des Wachstums und der normalen Entwicklung notwendig sind.

Seit etwa 16 Jahren weiß man, daß in vielen Nahrungsmitteln neben dem Beriberischutzstoff und den Wachstumsstoffen noch ein weiteres, sehr wichtiges Vitamin vorkommt, bei dessen Fehlen die *Pellagra* auftritt, *eine Krankheit,* die sich besonders auf *der Haut* auswirkt. Die Unterscheidung dieser beiden Vitamine war bis dahin unmöglich gewesen und gelang endgültig erst mit Hilfe ganz feiner chemischer Methoden, von denen wir später noch Ausführlicheres hören werden.

Das im Milchfett vorhandene Wachstumsvitamin wurde bald in ergiebigerer Menge aus dem Leberöl der Fische, dem Lebertran, gewonnen. Nun enthält der Lebertran aber einen Stoff, der in ausgesprochener Weise in der Lage ist, die *Englische Krankheit (Rachitis)* der Kinder zu heilen. Auch hier glaubte man lange Zeit beide physiologischen Wirkungen einem Vitamin zuschreiben zu müssen. Bis man erkannte, daß Lebertran und Butter, in gleichen Mengen verabreicht, bei jungen Ratten wohl die gleiche Gewichtszunahme bewirkten, daß zur Heilung rachitischer Ratten aber etwa 200mal mehr Butter als Lebertran notwendig war. Es wurde außerdem gefunden, daß die Wachstumswirkung bei gleichbleibendem Schutz gegen Rachitis dann abnahm, wenn die Präparate längere Zeit an der Luft gelegen hatten. Man schloß daraus, daß das Wachstumsvitamin von dem antirachitischen Vitamin verschieden sein müsse. Der endgültige Beweis wurde dadurch erbracht, daß man den Lebertran längere Zeit bei 100⁰ mit Luft behandelte. Dabei blieb die antirachitische Wirkung sehr gut erhalten, die Wachstumswirkung aber war vollkommen verschwunden. Die nachträgliche chemische Trennung der beiden Vitamine aus Lebertran ließ denn auch nicht mehr daran zweifeln, daß beide Wirkungen verschiedenen Stoffen zugewiesen werden müssen.

Es wurde schon angedeutet, daß man die Vitamine nach ihrem Verhalten gegen Wasser, Alkohol, Äther und andere

„Lösungsmittel" unterscheiden kann. Da Äther, Chloroform, Benzin u. a. m. im Gegensatz zu Wasser eine ausgesprochene Fähigkeit zur Aufnahme von Fetten aller Art besitzen, *unterscheidet man ganz allgemein „wasserlösliche" und „fettlösliche" Vitamine.* Diese Einteilung in zwei nach ihrer Löslichkeit verschiedenen Gruppen ist, wie wir auch später noch sehen werden, sehr zweckmäßig. Die Natur selbst hat uns in der Milch ein Vorbild dafür gegeben. Die Vollmilch enthält ihrem Zweck entsprechend die meisten Vitamine in guter Mischung. Bei der Rahmbildung aber setzen sich das antirachitische und das fettlösliche Wachstumsvitamin oben ab und die wasserlöslichen Wachstumsvitamine und die Schutzstoffe gegen Beriberi, Pellagra und Skorbut bleiben in der Magermilch. Die Rahmabscheidung stellt also eine natürliche Trennung in fett- und in wasserlösliche Vitamine dar.

Um die einzelnen Vitamine einfach und sicher unterscheiden zu können, hat man sie nach einem amerikanischen Vorschlag mit Buchstaben gekennzeichnet, wobei man allerdings nicht verhindern konnte, daß ab und zu eine geringfügige Abänderung vorgenommen werden mußte. Wir bezeichnen heute das fettlösliche Wachstumsvitamin der Milch und des Lebertrans, dem, wie schon erwähnt, noch wichtige andere Aufgaben zukommen, als Vitamin A. Das fast immer von ihm begleitete, die Englische Krankheit verhindernde, heißt Vitamin D. Ein weiteres fettlösliches Vitamin, das die Fruchtbarkeit der Säugetiere sichert, nennt man kurz Vitamin E. Das Antiskorbut-Vitamin führt die Bezeichnung C. Die wasserlöslichen Wachstumsstoffe sowie die Schutzstoffe gegen Beriberi und Pellagra wurden vor ihrer Unterteilung einfach Vitamin B genannt. Nunmehr heißt das Antiberiberi-Vitamin B_1, und B_2, B_3, B_4, B_5 und B_6 sind die Bezeichnungen weiterer Bestandteile des ursprünglichen „Vitamins B". (Vergleiche die Aufzählung am Schluß!) Die Bezeichnung B_1, B_2, B_3 usw. hat allerdings den Nachteil, daß der Fernerstehende vielfach annimmt, es handle sich um chemisch und physiologisch nahe verwandte Stoffe, was jedoch nicht zutrifft. Um derartigen Mißverständnissen vorzubeugen, ist man zu eindeutigeren Namen, wie Aneurin, Laktoflavin usw. übergegangen.

Wesen und Wirkungsweise der Vitamine.

Zum Wesen der „lebenden Welt" gehört unter anderem die Fähigkeit zur selbständigen Fortpflanzung. Selbst die kleinsten Lebewesen, die nur aus einer Zelle bestehen, sind dazu imstande, und aus einem einzigen Bazillus können sich bekanntlich Tausende und aber Tausende Vertreter der gleichen Art entwickeln. Die Vitamine sind dazu nicht imstande; sie sind also *keine Lebewesen,* sondern verhalten sich in jeder Beziehung wie *„tote Stoffe",* etwa wie Zucker oder Fett. Ihre Moleküle (das sind jene winzigen, auch unter dem Mikroskop nicht mehr sichtbaren Elementarteilchen, von denen jedes noch die gesamten Eigenschaften des Stoffes besitzt) sind etwa gleich groß wie die der Nährstoffe Fett oder Zucker. Im Verhältnis zu den Eiweißmolekülen sind die Vitamine sehr klein: das Gewicht eines Moleküls Eiweiß ist etwa 100- bis 1000mal größer als das eines Vitaminmoleküls. Bedenkt man, daß jedes Lebewesen aus mindestens einer Zelle und jede Zelle wiederum aus einer Unzahl Molekülen Eiweiß besteht (ohne die anderen Zellinhaltsstoffe zu rechnen), so erkennt man den riesigen Unterschied, der auch in der *Größe* zwischen einem Lebewesen und einem Vitamin besteht.

In chemischer Hinsicht sind die Vitamine recht verschiedene Körper. Dies ließ sich schon auf Grund ihrer verschiedenen Löslichkeit in Wasser und Äther erwarten, da diese physikalischen Eigenschaften ganz allgemein der Ausdruck des chemischen Baues sind.

Die Vitamine entfalten ihre Wirksamkeit als Schutz- und Heilstoffe in überraschend geringer Menge, und zwar in so geringer, daß sie, im Gegensatz zu den übrigen Nährstoffen, weder zur Wärmeerzeugung noch zum Neuaufbau von Zellen in Frage kommen können. Ihre Wirkungsweise ist also anderer Art. Die notwendigen Mindestmengen sind allerdings nicht konstant. Ebenso wie der Bedarf an Eiweiß, Fetten und Kohlenhydraten je nach Tierart, Individuum, Alter, Lebensweise, Tätigkeit, Geschlecht usw. verschieden ist, ergeben sich auch für die Vitamine große Unterschiede in den Mindestmengen. Die Gesamtheit der stofflichen Umsetzungen entscheidet in jedem einzelnen Fall darüber. Ganz allgemein gilt die Regel, daß *der junge, im Wachsen begriffene Organismus einen höheren Vitaminbedarf hat als der ausgewachsene*, genau so, wie auch sein chemischer Umsatz verhältnismäßig höher ist, da andauernd viele neue Zellen gebildet werden müssen, während beim Erwachsenen nur eine gewisse Erhaltung des Bestehenden notwendig ist.

Zur Ergänzung der Vorstellung über die Vitamine muß noch hinzugefügt werden, daß es Stoffe in der Nahrung gibt, die an sich keine Vitamine sind, die es aber im Körper werden können. So können wir z. B. das Vitamin A statt aus der Milch oder aus Lebertran in gleich guter Weise aus den Karotten beziehen; denn der rote Karottenfarbstoff „Karotin" wird im Körper in das Vitamin A umgewandelt. Weiterhin wird das antirachitische Vitamin D nur in seltenen Fällen fertig aufgenommen, sondern meist in Form eines an sich unwirksamen Stoffes, der ebenfalls erst im Körper in das Vitamin übergeht. Man nennt diese Art von Stoffen, weil sie teils als Vorstufe, teils auch als eine Art Ersatz vorliegen, *Pro-Vitamine.*

Wenn wir uns die Begriffsbestimmung der Vitamine in knapper Form vor Augen halten wollen, dann geschieht dies am besten mit den Worten S t e p p s: „Vitamine sind organische Verbindungen, die in kleinsten Mengen andauernd dem Organismus zugeführt werden müssen, um die Erhaltung oder Vermehrung der Zellsubstanz zu ermöglichen und die normale Funktion der Organe zu gewährleisten. Nur dann sind derartige Stoffe als Vitamine zu bezeichnen, wenn sie unter geeigneten Bedingungen bereits in einer Menge wirksam sind, deren Kleinheit ihre Verwendung zur Kalorienlieferung sowie als direktes Baumaterial der Zellsubstanz ausschließt und wenn die Zelle selbst zu ihrer Totalsynthese[1] von sich aus nicht befähigt ist; hierfür ist es gleichgültig, ob diese völlig fertig mit der Nahrung zugeführt werden müssen oder ob sie in Form unwirksamer Vorstufen in die Zelle eintreten und erst hier in das Vitamin übergeführt werden (Karotin), oder endlich, ob ihre Bildung in der Zelle

---

[1] = Aufbau aus einfachen Stoffen.

zwar möglich, aber von exogenen Momenten[1] chemischer
oder physikalischer Art (Zufuhr von kleinsten Bausteinen,
von katalytisch wirksamen Substanzen[2], von strahlender
Energie) abhängig ist (Vitamine B_2 und D)."

Zur Beleuchtung der *Tätigkeit der Vitamine im Organismus* ist es notwendig, etwas weiter auszuholen und auch
die lebenswichtigen *Fermente* (= *Enzyme*) mit einzubeziehen,
deren Arbeit sowohl bezüglich des Ortes als auch der Art und
Weise ihrer Tätigkeit recht vielfältig ist. Bildlich gesprochen
sind sie die Werkzeuge zum Zerlegen und Verbrennen sowie
zum Wiederaufbau und Speichern der Nahrungsstoffe. Sie
stürzen sich schon im Munde auf die Nahrung (Speichel) und
scheiden (besonders im Magen und Darm) das Brauchbare
vom Unbrauchbaren. Eiweiß, Fett und Stärke werden zunächst in ihre Bausteine zerlegt. Aus Stärke wird z. B. Traubenzucker, aus Fett Glyzerin und Seife. Diese werden vom
Körper durch die Darmwand aufgenommen, zu körpereigenen Stoffen ähnlicher Art wieder aufgebaut und kommen
über die Blutbahn schließlich in die Gewebe. Auch dort unterliegen sie wieder dem Fermentgeschehen. Ein Teil der Kohlenhydrate und Fette wird zur Deckung des augenblicklichen
Wärme- und Energiebedarfes zu *Kohlensäure* und *Wasser*
verbrannt, ein anderer Teil wieder wird im Körper gespeichert. Aus dem Traubenzucker entsteht z. B. das Glykogen
der Leber. Eiweiß wird hauptsächlich zum Neuaufbau von
Zellen verwendet. Selbst die Salze unterliegen der Kontrolle
der Fermente: aus Kalk, Phosphorsäure und anderen werden
zum Beispiel die Knochen und Zähne aufgebaut und erhalten.

*Die Vitamine sind mit dem Aufgabenbereich der Fermente
aufs innigste verknüpft.* Dabei ist es nun nicht so, daß sie
den Fermenten übergeordnet sind, d. h. daß sie also nur den
„Aufseher" spielen, sondern zum Teil verrichten sie ebenso
„grobe" Arbeiten wie diese, und zwar deshalb, weil sie im
Körper in Enzyme übergehen. Sie sind dann *Fermente mit
besonders wichtigen und verantwortungsvollen Aufgaben.*
Zum Verständnis dieser Beziehungen zwischen Vitaminen und
Enzymen sei folgendes erwähnt: Die Fermente sind durch-

---

[1] = äußeren Einflüssen.   [2] Siehe später unter Katalyse.

wegs Eiweißkörper. Sie lassen sich in zwei Bestandteile zerlegen, nämlich in das eigentliche Eiweiß („Träger") und eine einfachere chemische Verbindung von besonderer Reaktionsfähigkeit („Wirkgruppe"). Die Eiweißkörper sind sämtlich hochmolekular, d. h. ihr Molekül ist sehr groß (Molekulargewichte von 34000 oder ein Vielfaches davon); die besonders reaktionsfähige Atomgruppierung, an der sich im Ferment die spezifische Reaktion abspielt, ist jedoch niedermolekular (Molekurlargewichte von 100—600). Der Eiweißanteil ist demnach stets wesentlich größer als der des niedermolekularen Bestandteils. Beide Komponenten des Ferments sind für sich allein unwirksam, während bei ihrer Vereinigung wieder das ursprüngliche Enzym gebildet wird. Der Aufbau dieser Fermente läßt sich also folgendermaßen darstellen (Willstätter, v. Euler, Warburg und andere):

$$Ferment = Trägereiweiß + Wirkgruppe$$
$$(Holoferment = Apoferment + Coferment).$$

Überraschenderweise hat sich nun ergeben, daß mehrere *Vitamine* oder einfache Vitaminabkömmlinge *Cofermente* sind. Der tierische Organismus kann demnach nicht alle notwendigen Fermente vollständig aufbauen, sondern muß bestimmte Bausteine in bereits vorgebildeter Form fertig aufnehmen. Mit diesen jüngsten Ergebnissen chemischer und biologischer Forschung ist also die Wirkungsweise mehrerer Vitamine und gleichzeitig der chemische Aufbau von Fermenten aufgeklärt worden.

Bestimmte Vitamine (B_2, D) sind schon bei der Nahrungsaufnahme aus dem Darm, der Resorption, unentbehrlich.

Die Hormone haben vielfach ganz ähnliche Aufgaben wie die Vitamine, und es leuchtet ein, daß beide nicht unabhängig voneinander arbeiten. Es sind in der Tat mehrere Beispiele engen Zusammenwirkens bekannt. So gibt es nicht nur Wachstumsvitamine, sondern auch Wachstumshormone, so daß also die Zellneubildung von beiden bewirkt wird. Ferner greifen Vitamine *und* Hormone in die Vorgänge beim Zuckerabbau ein, und schließlich sei erwähnt, daß die normale Funktion des Genitalapparates beiderlei Geschlechts wiederum von beiden gemeinsam aufrechterhalten wird.

Da die Hormone ebenfalls schon in sehr geringen Mengen wirken (vgl. die Begriffsbestimmung der Vitamine), also ebensowenig wie die Vitamine zur Energieerzeugung oder als Bausteine von Zellen Verwendung finden, und da sie auch bezüglich ihres Arbeitsfeldes mit den Vitaminen viel gemeinsam haben, drängt sich die Frage auf, welche *Unterschiede zwischen Vitaminen und Hormonen* bestehen. Die Antwort darauf lautet: *die Hormone sind tierischen, die Vitamine aber pflanzlichen Ursprungs.* Die Hormone werden vom eignen Körper in bestimmten, dazu geschaffenen Organen, den Drüsen, erzeugt und von dort an den Ort ihrer Tätigkeit geleitet („chemische Sendboten"), die Vitamine aber werden von der Pflanze erzeugt und vom Tier in fertiger oder fast fertiger Form aufgenommen. Allgemeiner ausgedrückt kann man auch sagen, daß bei der Vitaminwirkung im wesentlichen exogene (von außen stammende), bei der Hormonwirkung aber endogene (von innen herkommende) Momente maßgebend sind. Vom Standpunkt der Höherentwicklung der Tierwelt aus betrachtet sind die Vitamine „älter" als die Hormone; denn sie benötigt jede lebende Zelle (also schon der niedrigste Organismus). Hormone aber bildet erst der höher entwickelte, der schon so kompliziert ist, daß er zur Aufrechterhaltung der Ordnung eine größere Anzahl von „Regulatoren" benötigt. Voraussetzung der normalen Hormonproduktion im höher entwickelten Tier ist allerdings die richtige Vitaminzufuhr. Erst unter dieser Bedingung *kann* der Organismus gedeihen. Fehlen die Vitamine, dann kann mangehafte Hormonbildung eintreten. Das heißt nun nicht, daß sich die Hormone einfach aus jenen bilden, sondern bedeutet vielmehr, daß den Vitaminen aktive Aufgaben bei der Tätigkeit der Drüsen zukommen. In diesem Sinne ist die primäre Notwendigkeit der Vitaminzufuhr zu verstehen.

Es gehört zum Wesen der Vitamine, daß ihr Aufbau ausschließlich durch die Pflanze geschieht. Von dieser Regel gibt es aber einige scheinbare und tatsächliche Ausnahmen, so daß *die Grenzen zwischen Vitaminen und Hormonen etwas verwischt* erscheinen. Ratten, Hunde und Rinder werden z. B. im Gegensatz zu Meerschweinchen, Affen und Menschen nicht skorbutkrank. Nun findet man aber in den Organen dieser skorbutunempfindlichen Tiere, namentlich in dem Hauptspeicherungsorgan, der Nebenniere, beträchtliche Mengen von Vitamin C, auch dann, wenn die Tiere lange Zeit vitamin-C-arm ernährt wurden. Das Vitamin wird demnach von diesen Tieren selbst aufgebaut, womit die Bezeichnung „Vitamin" hier allerdings hinfällig ist. — Eine weitere Tatsache muß uns in der Auffassung bestärken, daß das C-Vitamin an der Grenze Vitamin-Hormon steht, nämlich die, daß der Säugling in den ersten Lebensmonaten in der Lage ist, seinen Vitamin-C-Bedarf durch eigenen Aufbau zu decken. Vom fünften Monat an geht diese Fähigkeit langsam verloren. Damit erhebt sich die Frage, ob die höher entwickelten Tiere nicht früher einmal alle die Fähigkeit besessen haben, die Vitamine selbst aufzubauen, und diese Fähigkeit nachträglich durch eine Art Gewöhnung an die Pflanze wieder verloren haben. Es könnte sein, daß die allgemeine Höherentwicklung sowohl des Individuums als auch der Art eine gewisse „Degeneration" mit sich bringt.

Wir erkennen an dem Antiskorbut-Vitamin, das teils als Vitamin, teils als Hormon aufzufassen ist, jedenfalls, daß sich die Natur nicht immer ohne Widerspruch in unsere menschlichen Schemata einzwängen läßt.

Neben solchen tatsächlichen Ausnahmen von unserer Vitamindefinition gibt es noch scheinbare. Bei Tierarten mit reicher Darmflora, z. B. beim Rind, fand man vielfach eine gewisse Unabhängigkeit von der Zufuhr an Vitamin B_1. Bei näherem Zusehen mußte man aber erkennen, daß das nur eine Täuschung war, weil nämlich der gesamte Vitamin-B_1-Bedarf von den Darmbakterien durch Synthese erzeugt und an das Wirtstier abgegeben wurde.

Vitamine als Wirkstoffe oder Biokatalysatoren. Enzyme, Vitamine und Hormone haben ein gemeinsames auffälliges Kennzeichen: sie wirken in Mengen, die gegenüber der Masse der übrigen Stoffwechselprodukte verschwindend gering sind. Für bestimmte Enzyme hat man zum Beispiel ausgerechnet, daß ein Molekül in der Sekunde etwa 100 000 andere Moleküle zur Reaktion bringen kann, ohne daß es dabei selbst zerstört wird. Schätzt man die Lebensdauer eines Moleküls Ferment im Körper auch nur auf einen Tag — was aber sicher zu niedrig ist —, dann ergibt sich eine Umsetzungszahl von 1 000 000 000 ohne wesentliche „Abnützung“ des Ferments. Soweit die Vitamine und Hormone im Körper als Fermente vorliegen, gelten für sie ganz ähnliche Zahlen. Mit großer Wahrscheinlichkeit gelten diese Überlegungen aber für alle Vitamine und Hormone, sonst könnten derart geringe Mengen nicht einen ganzen Organismus betreuen.

Die geschilderten riesigen Umsetzungen durch ganz winzige Mengen besonders ausgezeichneter Stoffe sind dem Chemiker geläufiger, als es zunächst vielleicht aussieht. Er kennt in der anorganischen und organischen Chemie eine große Anzahl von Reaktionen, bei welchen verhältnismäßig einfache Stoffe das Abermillionenfache ihres Gewichts chemisch umsetzen, ohne dabei selbst verbraucht zu werden. Unsere chemische Großindustrie ist zum Teil darauf aufgebaut (Ammoniaksynthese, Benzinsynthese u. a. m.). Man nennt die hochwirksamen Stoffe, die die chemischen Vorgänge nach Geschwindigkeit und Richtung lenken, *Katalysatoren*, den Vorgang selbst *Katalyse* (B e r z e l i u s, O s t w a l d, M i t t a s c h). Enzyme, Vitamine und Hormone sind ebenfalls solche Katalysatoren. Da sie lebenswichtige Vorgänge katalysieren, heißen sie *Biokatalysatoren* oder auch Wirkstoffe.

Die Parallele geht noch weiter. *Enzyme, Hormone und Vitamine sind „spezifisch“*, d. h. sie können nur ganz bestimmte Reaktionen bewirken. Es gibt zum Beispiel streng spezifische fettspaltende, zuckerabbauende und eiweißspaltende Fermente. Jedes hat seinen scharf umrissenen Aufgabenbereich, über den es nicht hinaus kann. Auch die Vitamine und Hormone können nur ganz bestimmte „spezifische“ Funktionen ausüben: das Antiskorbut-Vitamin C hilft nicht gegen die Englische Krankheit, und das antidiabetische (= die Zuckerkrankheit verhütende) Hormon Insulin kann nicht als Geschlechtshormon fungieren. Genau das gleiche Bild herrscht bei den stofflich einfacheren Katalysatoren des Laboratoriums oder der Fabrik (deren Spezifität wir allerdings selbst bestimmen können): je nach Zusammensetzung und Darstellungsweise katalysieren diese Stoffe ganz verschiedene Vorgänge, und damit erscheint uns die Einreihung von Hormonen, Vitaminen und vor allem von Enzymen in das Gebiet der Katalysatoren fast selbstverständlich.

Besonders interessant sind die in jüngster Zeit durch Untersuchungen in Berlin (Hartmann) und Heidelberg (Kuhn) näher gekennzeichneten Befruchtungsstoffe, unter denen man „Anlockungs-“, „Beweglichkeits-“, „Kopulations-“, „Agglutinierungs-“ und ähnliche Wirkstoffe unterscheiden kann und die die Aufgabe haben, die Befruchtung des Eies zu gewährleisten. Außer diesen gibt es bei gemischtgeschlechtlichen Organismen noch besondere geschlechtsbestimmende Wirkstoffe.

Welches Schicksal erleiden die Vitamine im Körper? Die Tatsache, daß ein ausgewachsener, mit Vitaminen gesättigter Organismus nicht unbegrenzt lange ohne Vitaminzufuhr weiterbestehen kann, sagt uns schon, daß ein gewisser *„Verschleiß“* stattfindet. Es ist so, daß fast immer ein Teil unverändert ausgeschieden wird (z. B. im Harn), der Rest aber in dem stofflichen Geschehen der Zellen (Stoffwechsel) sein Ende findet. Das ist der Grund, weshalb die Reserven nicht auf unbegrenzte Zeit vorhalten.

Spezieller Teil.

A. Die Mangelkrankheiten oder Avitaminosen.

In einem früheren Abschnitt wurde an Hand der Geschichte der Mangelkrankheiten geschildert, wie man nach und nach zu der Prägung des Begriffes „Vitamin“ gelangte. Es wurde weiterhin gezeigt, daß dem Fehlen eines bestimmten Nahrungsbestandteiles eine bestimmte Krankheit zugeschrieben werden muß. Die jüngsten Untersuchungen haben nun ergeben, daß der ganze Vorgang der Entstehung derartiger Krankheiten komplizierter ist, als man ursprünglich glaubte. Diese neueren Ergebnisse verdanken wir vor allem der Möglichkeit, heutzutage mit reinen Vitaminpräparaten natürlichen oder gar synthetischen Ursprungs übersichtlichere Tierversuche anstellen zu können als früher.

Wir wissen heute, daß das Fehlen eines einzigen Vitamins in der Nahrung unterschiedliche Krankheitsbilder verursachen kann, je nachdem, was sonst an Nährstoffen und anderen Vitaminen aufgenommen wird bzw. fehlt. Es ist im allgemeinen so, daß durch das Ausbleiben eines Vitamins zunächst ein „spezifischer avitaminotischer Zustand" im Organismus geschaffen wird. Auf diesem avitaminotischen Grundzustand können sich dann verschiedene Krankheitsbilder (= Symptome) entwickeln, je nach dem Einfluß der anderen Nährstoffe. Fehlen zum Beispiel weitere Vitamine, dann treten neuartige Krankheitssymptome auf. Andererseits können aber auch gewisse Bestandteile der Nahrung auf dieser avitaminotischen Grundlage eine „aktive" Tätigkeit entfalten, so daß sie also sozusagen „giftig" wirken. Das gibt uns einen kleinen Einblick in das Zusammenspiel der einzelnen Vitamine und Nahrungsbestandteile; denn es geht daraus hervor, daß das gegenseitige Mengenverhältnis im Körper sehr wesentlich ist. Zu denjenigen Stoffen, die auf der spezifischen avitaminotischen Grundlage gewissermaßen giftig wirken, gehört z. B. das Phytin, das bei Vitamin-D-Mangel den Ausbruch der Rachitis beschleunigt. *Die Mangelkrankheiten erscheinen daher vielfach als eine Kombination von Vitaminmangel und zusätzlicher vergiftungsähnlicher Schädigung.* Die älteren Anschauungen über die Avitaminosen erfahren damit eine gewisse Rechtfertigung. Daß sich die Ausfallserscheinungen trotzdem meist zu einem sehr gleichförmigen Bild zusammengefügt haben, liegt daran, daß sowohl bei den „natürlichen" menschlichen als auch bei den künstlich erzeugten tierischen Avitaminosen die Kostformen eine gewisse Gleichförmigkeit besaßen.

Die Mangelkrankheiten haben — wie nochmals betont werden soll — *einige Eigenheiten, die sie von vielen anderen Krankheiten unterscheiden.* Zunächst sind sie, im Gegensatz zu den Masern, der Grippe, der Diphtherie und vielen anderen, *keine ansteckenden* („Infektions"-) *Krankheiten;* denn sie werden ja nicht durch Erreger (Bakterien, Virusarten) hervorgerufen. Wohl aber entwickeln sich im Verlaufe der Vitaminverarmung des Körpers öfters Infektionen und täuschen so eine falsche Ursache vor. Bei der heute als Vitaminkrankheit anerkannten Pellagra mußte zum Beispiel ein amerikanischer Forscher noch vor fünfzehn Jahren der Öffentlichkeit durch Selbstversuche nachweisen, daß sie nicht ansteckend ist. — Die Avitaminosen sind auch nicht direkt von der Mutter auf das Kind übertragbar, im Gegenteil, es sind viele Fälle bekannt, wo an Vitaminmangel erkrankte Mütter ganz gesunde Kinder zur Welt brachten, weil eben jedes lebende Wesen von Natur aus vor allem auf die Erhaltung der Nachkommenschaft bedacht ist. Es leuchtet indes ein, daß Kinder vitaminarmer Mütter gegen weiteren Vitaminmangel besonders empfindlich sein können, weil sie keinen großen Vitaminvorrat mit sich führen.

Die experimentelle Erzeugung und Heilung von Mangelkrankheiten am Tier ist die Grundlage der Vitaminforschung bis heute geblieben. Die Versuchstiere spielen hier die gleiche Rolle wie etwa in der Chemotherapie. Stets muß man den Heilversuchen am Patienten ausgedehnte und sorgfältige Versuche am Tier vorausschicken. Der tierische Organismus ist aber nicht minder kompliziert als der menschliche, so daß Tierversuche oft unübersichtlich und ungleichmäßig ausfallen und viel Arbeit und lange Erfahrung dazu gehören, das Richtige vom Falschen zu unterscheiden. Trotzdem bleibt der Tierversuch das wichtigste Werkzeug in der Hand des Vitaminforschers und verdient auch im Rahmen dieses Büchleins gebührende Beachtung.

Sehr wichtig ist, daß man die Lebensweise der Tiere zweckentsprechend gestaltet, indem man sich eine eigene Zucht hält, aus der man sich möglichst gleichmäßiges Material heraussucht. Die Tiere müssen unter günstigen Lebensbedingungen (Temperatur, Luft und Licht, Stallverhältnisse usw.) gehalten werden. Von ausschlaggebender Bedeutung ist natürlich die Ernährung. Schon die Muttertiere bekommen eine ausgesuchte Kost, in der zwar kein Vitamin und sonstiger lebenswichtiger Stoff fehlt, die aber vor allem keinen Überfluß an demjenigen Vitamin enthält, zu dessen Prüfung die

Jungtiere nachher verwendet werden sollen. Auf diese Weise erreicht man, daß die beabsichtigte Avitaminose verhältnismäßig früh ausbricht; denn die Vitaminspeicherung ist in der Frucht oft nicht unerheblich. Die Kost der Jungtiere ist, von der gleichen Überlegung ausgehend, erst recht sorgfältig ausgesucht. Haben sich die Tiere bis zu dem entsprechenden Alter, in dem man sie in den Versuch nehmen will, normal entwickelt, dann bekommen sie die sogenannte *Mangeldiät*, in der also ein bestimmtes Vitamin fehlt, die andern aber in genügender Menge vorhanden sind. Im allgemeinen behandelt man immer eine ganze Gruppe von Tieren in der gleichen Art und Weise (Reihen- oder Serienversuche), weil vereinzelte Tiere ausfallen können. Je größer die Zahl der Tiere, um so zuverlässiger ist natürlich das Ergebnis.

Andere Mangelkrankheiten.

Bevor wir die Avitaminosen im einzelnen besprechen, seien noch einige andere Mangelkrankheiten gestreift; denn die Avitaminosen sind nicht die einzigen auf fehlerhafte Ernährung zurückgehenden Krankheiten. *Unterernährung* gehört zum Beispiel auch dazu. Von den Vitaminmangelschäden unterscheidet sie sich aber dadurch, daß *die Menge der zugeführten Hauptnährstoffe Eiweiß, Fette oder Kohlenhydrate ungenügend* ist. Bei der Unterernährung ist also der Energiegehalt zu gering: sie ist eine *unspezifische Mangelkrankheit.*

Spezifischere Ernährungsschäden treten auf, wenn bei genügender Zufuhr von Fett, Kohlenhydraten, Vitaminen und Salzen das *Eiweiß* zwar mengenmäßig genügt, aber *der Zusammensetzung nach unzureichend* ist. Solche Mangelerscheinungen machen sich besonders beim jungen Organismus geltend. Sie haben dazu geführt, zwischen vollwertigem und zweitrangigem Eiweiß zu unterscheiden. Der im Wachsen begriffene tierische Zellstaat braucht bestimmte Eiweißbausteine (Aminosäuren), die er nicht selbst aufbauen (synthetisieren) kann. Diese finden sich vorwiegend in tierischem, seltener in pflanzlichem Material. Der ausgewachsene Körper, dessen Stoffwechsel auf die Erhaltung eingestellt ist, leidet unter diesen Ausfallserscheinungen kaum. Nicht alle 27 als Bausteine der Proteine bekannten Aminosäuren sind unbedingt lebenswichtig, sondern nur 10 von ihnen. Die übrigen können sich ohne Schaden in der Nahrung gegenseitig ersetzen.

Zu den unbedingt notwendigen Zellbestandteilen gehören bei Pflanze und Tier *die anorganischen Stoffe.* Sie müssen auf jeden Fall von außen aufgenommen werden. Die Pflanze braucht zum Beispiel zum Aufbau ihres Gerüstes Kieselsäure, Phosphorsäure, Kalk und andere. Magnesium dient ihr zum Aufbau des Blattfarbstoffes Chlorophyll, das die Synthese der Stärke aus Kohlensäure und Wasser vollführt. Kalisalze und andere sind für die Pflanzen*säfte* wichtig. Nicht zu vergessen die Salze des Ammoniaks, die zum Aufbau der Eiweißkörper verwendet werden. Das Tier braucht Eisen und Kupfer zur Bildung des dem Chlorophyll sehr ähnlichen Blutfarbstoffes, der als Hämoglobin den Sauerstofftransport des Blutes besorgt. Mangan ist in noch unerforschter Weise für die Fortpflanzung und Milchbildung wichtig; sein Fehlen ruft typische Mangelsymptome hervor. Das Kochsalz wiederum sorgt in Zusammenarbeit mit anderen Salzen für die Aufrechterhaltung der Struktur der Zell- und Körpersäfte.

Diese kurze (und unvollständige) Aufzählung möge genügen, um zu zeigen, daß es außer den Avitaminosen eine Reihe von Mangelkrankheiten anderer Art gibt.

Nachtblindheit, Augendarre, Scheidenverhornung, Wachstumsstillstand als Folge des Vitamin-A-Mangels.

Die Anzeichen des A-Mangels sind sehr verschiedener Art, lassen sich aber alle auf eine Grunderscheinung zurückführen. Es gilt hier in besonderem Maße, daß der im Wachsen begriffene Körper infolge erhöhten Vitaminbedarfes stärker unter dem Vitaminmangel leidet als der ausgewachsene.

Im Jahre 1904 wurde in Japan an Kindern eine eigenartige Augenerkrankung festgestellt, die in einer Verhärtung und Austrocknung (= Sklerose) der Bindehaut bestand. Sie konnte durch Einnahme von Lebertran geheilt werden. 1917 trat in Kopenhagen eine ähnliche Augenkrankheit auf, deren Ursache ein Mangel an Vollmilch war. Durch Zugabe von Lebertran verschwand sie prompt; außerdem wurde das mangelhafte Wachstum der Kinder wieder normal. Die eigenartige Augenerkrankung befällt auch Erwachsene. Sie ist (zusammen mit anderen Ausfallserscheinungen) immer dann beobachtet worden, wenn Fleisch und frisches Gemüse fehlten.

Die Krankheitssymptome an Mensch und Tier.

Der Mangel an Vitamin A macht sich — wie die Versuche an Tieren gezeigt haben — ganz allgemein in einer Schwächung der Haut einschließlich der Schleimhäute bemerkbar, die in dem Austrocknen und Verhornen der oberen Hautzellen, des Epithels, besteht und vielfach Geschwürbildungen zur Folge hat. Diese Hautschädigungen zeigen sich besonders an der Binde- und Hornhaut des Auges und an der Vaginal- (Scheiden-) Schleimhaut der weiblichen Ratte. Die Austrocknung der Epithelschicht hat meist ein Nachlassen der Widerstandskraft gegenüber dem Eindringen der Bakterien zur Folge.

Die Verhornung der Scheide zeigt sich meist schon vor der Augenerkrankung. Sie wird wissenschaftlich *Kolpokeratose* genannt und ist an der Art der Schleimhautzellen erkenntlich.

Die *Xerophthalmie* genannte Augendarre ist zusammen-

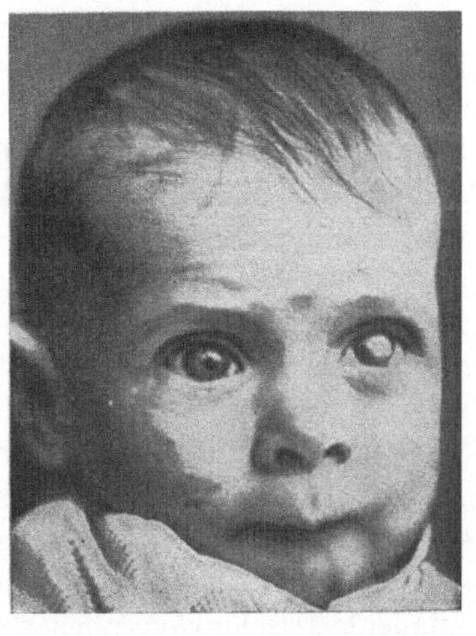

Abb. 1. Augendarre. (Nach Bloch.)

gesetzter Natur. Sie besteht in der Verhärtung der Binde- und Hornhaut, in dem Versiegen der Tränendrüsen und in der Ansiedlung von Bakterien und führt schließlich zu *Erblindung*. Es ist daher nicht verwunderlich, wenn man sie lange Zeit für eine Infektionskrankheit hielt.

Die *Nachtblindheit* (*Hemeralopie*) stellt bei Mensch und Tier ein Frühsymptom des Vitamin-A-Mangels dar. Sie äußert sich besonders in der Dämmerung und beruht auf mangelnder Adaptation des Auges. In Rußland trat sie in Verbindung mit anderen Avitaminosen vor allem während der Fastenzeit auf. In Japan beobachtete man Nachtblindheit hauptsächlich im Winter, wo es an frischen Fischen fehlte. Auch in Europa ist sie heimisch. So wurde zum Beispiel im Jahre 1921 in Wien eine ganze Reihe von Kindern davon befallen. Aus neuerer Zeit wird z. B. berichtet, daß von 100 schlecht ernährten Kindern etwa die Hälfte, von 30 gut ernährten hingegen nur 2 an Nachtblindheit litten. Heilung trat oft schon nach 12 bis 24 Stunden ein, wenn man frische Leber oder Lebertran verabreichte.

Nachtblindheit läßt sich experimentell auch bei der Ratte erzeugen, wobei ebenso wie beim Menschen zu beachten ist, daß sie dann *plötzlich ausbricht,* wenn man die Augen für kurze Zeit grellem *Licht aussetzt.* Das ist wahrscheinlich darauf zurückzuführen, daß der durch das Licht ausgebleichte Sehpurpur, der ein Umwandlungsprodukt des Vitamins A enthält, bei Vitamin-A-Mangel nur ungenügend nachgebildet wird. Von großer Bedeutung ist die rasche Adaptation und demgemäß die reichliche Versorgung mit Vitamin A zur Zeit für unsere Wehrmacht, insbesondere für die Nachtflieger. Sie ist aber auch in normalen Zeiten für die Verkehrssicherheit unserer Großstädte unerläßlich. — Interessant ist, daß Männer weitaus häufiger von der Nachtblindheit befallen werden als Frauen. Erwähnenswert erscheint ferner die Tatsache, daß die Nachtblindheit eine sehr „alte" Krankheit ist; denn schon *Hippokrates* hat zu ihrer Heilung eine in Honig getauchte frische Ochsenleber empfohlen!

Die Kolpokeratose (Verhornung der Scheide) ist bei der Ratte eines der ersten Anzeichen des A-Mangels. Die *schwereren Ausfallserscheinungen am Genitalapparat* gleichen denen des (später zu besprechenden) Vitamin-E-Mangels in weitgehendem Maße. So tritt beim Männchen Verlust der Zeugungsfähigkeit, beim Weibchen Unfruchtbarkeit ein, beides in Analogie zum E-Mangel. Trotzdem sind beide Mangelerscheinungen zu unterscheiden, und zwar so, daß bei *A-Mangel schon die Befruchtung ausbleibt*, daß *bei E-Mangel* zwar Befruchtung eintritt, *die Frucht aber ganz regelmäßig vor der Geburt abstirbt.*

Die ausgesprochene *Anfälligkeit gegenüber Infektionen* äußert sich sowohl bei harmlosen als auch bei gefährlichen Erregern. Man hat daher dem Vitamin A neben der Bezeichnung „antixerophthalmisches Vitamin" (bzw. Axerophtol) auch den Namen „antiinfektiöses Vitamin" gegeben. Wie man an zahlreichen Beobachtungen ersehen hat, ist zwar auch bei dem Fehlen anderer Vitamine die Anfälligkeit gegenüber Infektionen gesteigert, aber nicht in dem Maße wie bei Vitamin-A-Mangel. Zu dieser Erkenntnis haben zwei Wege geführt. Der erste war die Beobachtung A-arm ernährter Tiere bezüglich Verlauf und Ausdehnung von Infektionskrankheiten im Vergleich zu normalen Tieren. Der zweite Weg bestand darin, daß man menschliche Infektionskrankheiten durch Vitamin-A-Zulage zur Normalkost zu beeinflussen suchte. Länger zurückliegende Versuche an Goldarbeitern von Johannisburg in Südafrika ergaben bei Lungenentzündung eine Herabsetzung der Sterblichkeit durch Zulage von Vitamin A und D von 13% auf 8%. Ähnliche Ergebnisse liegen auch bei Sepsiserkrankungen („Blutvergiftungen") vor. Zahlreiche Beobachtungen in Krankenhäusern und Schulen Europas und Amerikas haben ferner ergeben, daß die Verabreichung von Vitamin-A-Präparaten und vitamin-A-reicher Kost die Anfälligkeit von Kindern gegenüber Diphtherie, Katarrhen u. a. stark herabsetzt.

Der im Wachstum begriffene Körper zeigt neben all diesen Symptomen ausgesprochen *Wachstumsstillstand* und geht bei anhaltendem A-Mangel schließlich ein (vgl. die Entdeckungsgeschichte des Vitamins A). Der Wachstumsstillstand tritt auch bei Kindern ein, wie die Beobachtungen in Kopenhagen (und später an vielen anderen Orten) gezeigt haben, und wird durch nachträgliche Vitamin-A-Gabe behoben.

Nun ist zu bemerken, daß Wachstumsstillstand zunächst durchaus nichts Spezifisches für das Vitamin A darstellt; denn jedes Vitamin ist, wie schon erwähnt, für das Wachs-

tum mehr oder minder notwendig. Ferner sind — wie oben
kurz auseinandergesetzt — verschiedene Aminosäuren ebenso
wichtig wie die Vitamine. Fehlt einer dieser lebensnotwendigen Bestandteile, so bleibt das Wachstum zurück. Man kann
also sagen, daß dieses kein absolut spezifischer Vorgang ist.
Und trotzdem können wir den Wachstumsstillstand für ein
gewisses Vitamin durchaus spezifisch gestalten, wenn wir dafür Sorge tragen, daß nur das eine Vitamin in der Diät fehlt.
Ferner muß man sich überzeugen, daß die gewählte Kost
außer der Beeinträchtigung des Wachstums die spezifischen

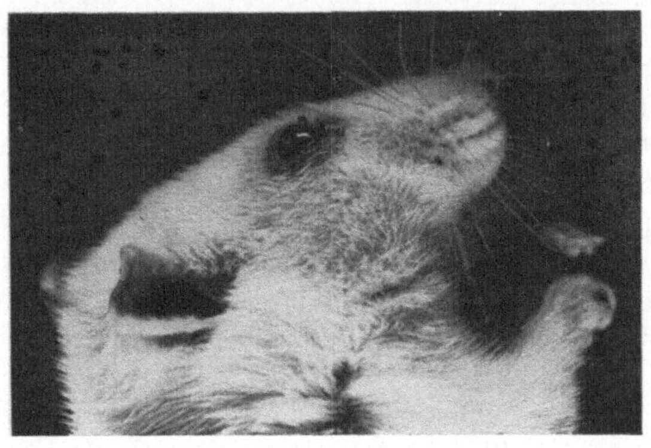

Abb. 2. Xerophthalmie (Augendarre) bei der Ratte (verklebte Lider).
(Aufn. E. Merck, Darmstadt.)

Mangelsymptome — also in unserem Falle Kolpokeratose und
Xerophthalmie — erzeugt. Ist dies der Fall, dann darf der
Wachstumsstillstand als spezifisches Symptom des A-Mangels
angesehen werden. Wir werden später sehen, daß solche
künstlich „spezifisch gemachten" Wachstumsversuche auch
bei anderen Vitaminen mit der gleichen Sicherheit angewandt werden können.

Künstlich erzeugte A-Mangel-Symptome der Ratte.

Als ein Beispiel dafür, wie man zur Erreichung möglichst
großer Genauigkeit vorgeht, sei eine Zucht- und eine Mangeldiät für Ratten angegeben, bei welchen man die A-Mangel-
Symptome erzeugen will. Die *Zuchtratten* bekommen eine Mi-

schung aus 800 g Reisstärke, 600 g Gerste, 400 g Dextrin, 400 g Kasein, 100 g Erdnußöl und 100 g Nährsalzen bestimmter Art. Dazu wird etwas Vitamin A und D (Lebertran) verabreicht. Mit dieser Kost ist eine normale Entwicklung der Jungen gewährleistet, ohne daß ihr Vorrat an A-Vitamin sehr groß ist. — Bei einem Gewicht von 40—50 g erhalten die Jungtiere dann die *Mangeldiät*. Diese ist noch sorgfältiger ausgesucht als die Zuchtkost. Vor allen Dingen müssen die geringen Vitamin-A-Vorräte der Nahrung vorher vollkommen zerstört werden, damit auch tatsächlicher A-Mangel eintritt. Es geschieht dies am besten durch Erhitzen auf 120^0 bis 150^0 unter Luftzutritt. Eine Vitamin-A-Mangeldiät ist zum Beispiel folgende: 20 g Kasein (vorher in dünner Schicht auf 120^0 erhitzt), 15 g Dextrin, 35 g Erdnußöl (8 Stunden bei 150^0 durchlüftet), 10 g Hefeextrakt als Quelle für wasserlösliche Vitamine, geringe Mengen eines Vitamin-D-Präparates („Vigantol") und 5 g Salzmischung. Mit dieser Kost läßt das Wachstum bald nach, die Tiere bleiben nach einiger Zeit „gewichtskonstant", nehmen aber dann, wenn sie kein Vitamin A bekommen, rasch ab und sterben nach 2—3 Wochen. Bei Vitamin-A-Zulage tritt sehr rasch wieder normales Wachstum ein.

Rachitis, Knochenerweichung als Folge des Vitamin-D-Mangels.

Die Rachitis oder Englische Krankheit kommt in allen Erdteilen vor, am meisten aber in den gemäßigten Zonen. Sie *stellt das verbreitetste Krankheitsbild des Vitamin-D-Mangels dar,* wurde infolge ihrer verwickelten Natur aber erst spät als solche erkannt. Der Krankheit am stärksten ausgeliefert sind Kinder bis zu zwei Jahren, spätere Erkrankungen treten meist nur als Folge allgemeiner Lebensmittelknappheit auf. Aus ärztlichen Statistiken ist zu entnehmen, daß auch in normalen Zeiten manchmal bis zu 50% der Kinder von Rachitis befallen worden waren, ohne daß es die Eltern bemerkten. Die Hungerblockade während des Weltkrieges hat in dieser Beziehung große Verheerungen angerichtet. In Dortmund waren zum Beispiel noch im Jahre 1922 mehr als die Hälfte der untersuchten Kinder rachitiskrank, und von den im Jahre 1917 in Wien Geborenen wurden 90% rachitisch. Wenn auch die Sterblichkeit an sich nicht so hoch ist wie beispielsweise bei Seuchen, so sind doch die bleibenden körperlichen Folgen in nicht wenigen Fällen schwer genug. Größer wird die Sterblichkeit allerdings dann, wenn rachitische Kinder von den unvermeidlichen Kinderseuchen, wie Masern, Keuchhusten oder Grippe befallen werden. Man hat festgestellt, daß noch in den letzten Jahren in Deutschland mehrere tausend Kinder auf diese Weise ums Leben gekommen sind.

Als Entstehungsursache der Rachitis kommt Vitamin-D- und Lichtmangel in gleicher Weise *in Betracht.* Lichtmangel deshalb, weil das in der Nahrung meist in reichlicher Menge vorhandene Pro-Vitamin im Körper unter der Wirkung kurzwelliger Lichtstrahlen in das eigentliche Vitamin übergeht. Statt Sonnenlicht läßt sich dazu auch künstliches verwenden (Bestrahlungen im Winter!). Neben Licht- und Vitamin-D-Mangel ist die übrige Zusammensetzung der Nahrung ausschlaggebend. Kalzium- (= Kalk-) und Phosphorsalze begünstigen den Ausbruch der Krankheit, weil sie den Bedarf des Körpers an D-Vitamin erhöhen. Aus diesem Grunde ist die Kuhmilch dem Säugling weniger zuträglich als Frauenmilch; denn sie ist salzreicher. Brustkinder werden daher seltener rachitisch als Flaschenkinder. Frauenmilch bietet aber auch nur in den seltensten Fällen vollkommenen Schutz gegen die Englische Krankheit, weshalb es ratsam ist, den Kindern zusätzlich Vitamin D zu verabreichen. Die Reichsgesundheitsbehörden haben dem durch eine großzügige *Vitamin-D-Aktion* Rechnung getragen! Eiweißreiche Nahrung verzögert den Ausbruch, aber kohlenhydrat- (stärke-) reiche (Mehl, Hafermehl) fördert die Krankheit. Die Wirkung der Zerealien Weizen, Reis, Mais usw. spielt indes so lange keine ausschlaggebende Rolle, als genügend D-Vitamin vorliegt und die sonstige Lebensweise günstig ist (viel Aufenthalt im Freien!).

Lichtmangel als Ursache der Englischen Krankheit trifft selbst für tropische Zonen zu, wo viele Frauen und Kinder infolge ritueller Gebräuche die Wohnungen selten verlassen. Andererseits kennt man Gegenden, wo die Bevölkerung nur

wenig Vitamin und Pro-Vitamin aufnimmt, Rachitis aber fast
vollkommen fehlt, weil Mütter und Kinder sich viel im Freien
aufhalten. Schlechte Ernährung und ungünstige Wohnungs-
verhältnisse — die Kennzeichen jeder armen Industriebevölke-
rung — sind die besten Voraussetzungen für die Rachitis.
Eine Statistik aus Dortmund bringt den Nachweis, daß die
Zahl der Rachitisfälle um so größer ist, je mehr Personen
in einem Zimmer leben müssen. — Es leuchtet ein, daß der
Spätwinter die gefährlichste Zeit ist.

Äußerlich erkennbare Knochenveränderungen.

Die Rachitis ist eine *schwere Stoffwechselstörung* und zeigt
sich äußerlich in auffälligen *Knochenveränderungen* (Defor-

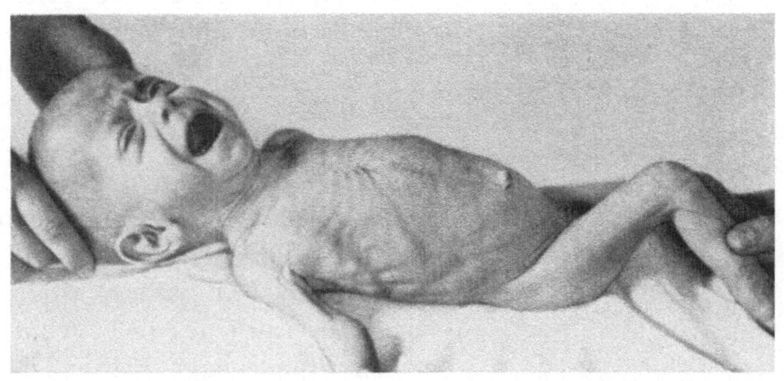

Abb. 3. Rachitischer Rosenkranz. (Nach Ibrahim.)

mationen). Diese sind die Folge davon, daß sich infolge des
gestörten (Mineral-) Stoffwechsels der Verkalkungsprozeß
der Knochen nicht mehr in der normalen Weise vollziehen
kann. Dabei nimmt die Knorpelzone abnorm große Ausmaße an, der Knochen wächst aber nicht weiter. Die Er-
scheinungsformen der Knochenschädigungen sind verschieden. Der Säugling leidet an einer ausgesprochenen Erwei-
chung des Schädels, die zu Verbildungen der Schädelform,
insbesondere des Hinterkopfes, führen kann. Manchmal ist
der ganze Kopf wachsweich: man spricht von einer *bracio-
labes*. Eine Folge teilweiser Deformationen des vorderen

Schädels ist die *unregelmäßige Stellung der Zähne* und ein (besonders in England häufiger) *hoher Gaumen*. Manchmal setzt eine Schwellung sämtlicher Knorpelknochengrenzen der Rippen ein, *rachitischer Rosenkranz* genannt.

„Rosenkränze" kann man allerdings auch bei anderen Avitaminosen beobachten, sie lassen sich aber von rachitischen unterscheiden.

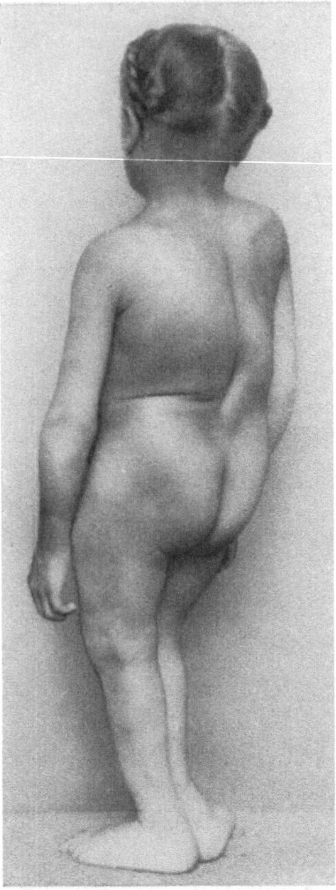

Die *Schwellungen* der Knorpelknochengrenzen sind nicht auf die Rippen beschränkt, sondern äußern sich besonders noch an den Gelenken der Gliedmaßen und sind ohne weiteres erkennbar. Ihnen schließen sich meist *Verkrümmungen* der Knochen an. *Die X- und O-Beine* sind manchmal die Folgen solcher Verkrümmungen, ebenso die „Hühner"- oder „Kiel"brust. Zu betonen ist ferner die Tatsache, daß geburterschwerende enge Becken vielfach die Folge einer Rachitis sind. Abbildung 4 gibt den Zustand nach dem Ablauf einer Frührachitis wieder.

Der gestörte Verkalkungsprozeß der Knochen gibt sich in den Röntgenaufnahmen sehr gut wieder. Wir verstehen das am besten an Hand der beiden folgenden Röntgenbilder (Abb. 5 a/b).

Abb. 4. Zahlreiche Knochendeformationen nach abgelaufener Rachitis. (Nach v. Pfaundler.)

Beim Vergleich der Aufnahmen erkennt man, daß die Knochenenden bei der Rachitis im Gegensatz zum Normalzustand (Abb. 5 b) schlecht ausgebildet, zum Teil auch ausgefranst sind. Unter dem Einfluß des D-Vitamins setzt die Verkalkung sehr rasch ein, wobei die Knochenenden zuerst erfaßt werden und nach der Heilung wieder sehr scharfe

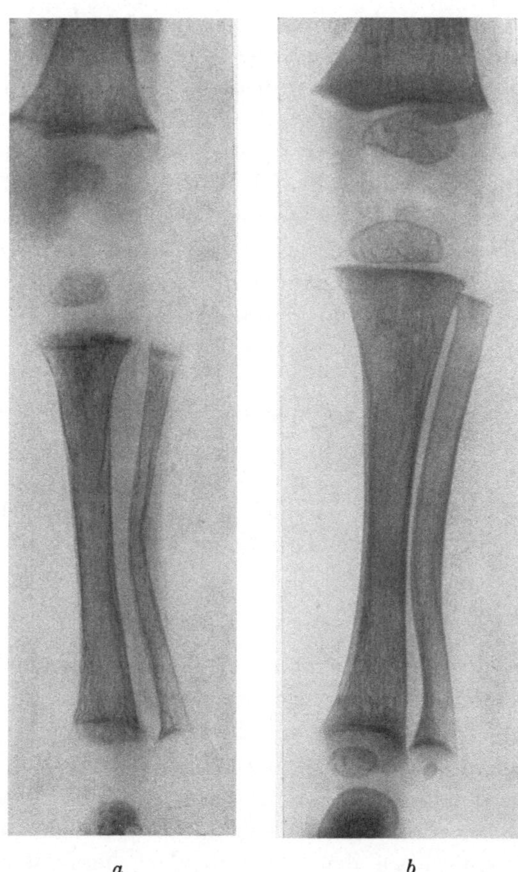

Abb. 5. *a*) Schwere Rachitis. *b*) Nach 11 wöchiger Behandlung mit Lebertran. (Nach Wimberger.)

Ränder zeigen. Außerdem weist der normale Knochen einen höheren Mineralgehalt auf, was sich im Bilde an der dunkleren Färbung zeigt.

Chemische Anzeichen der Erkrankung.

Das Überwiegen des Knorpels gegenüber der Knochen-substanz in den rachitischen Knochen ergibt sich aus der chemischen Analyse. Normaler Knochen enthält ungefähr 30%, rachitischer aber bis zu 70% Knorpel. Die Bestimmung der Kalk- und der Phosphorsalze in den Knochen zeigt demgemäß eine sehr starke Abnahme gegen die Norm.

Auch im Blut sind ganz eindeutige Veränderungen erkennbar. Während das Verhältnis von Kalzium zu Phosphor (= Ca : P) normalerweise 1 : 1 ist, also annähernd soviel Ca wie P vorliegt, verschiebt es sich bei der Rachitis auf 1 : 0,25 bis 1 : 0,2. Das heißt, während der Ca-Gehalt ungefähr gleichbleibt, sinkt der Phosphor auf $\frac{1}{4}$ bis $\frac{1}{5}$ der Norm. Die *Verarmung an Phosphaten* ist *bei der Rachitis* also ganz ausgesprochen, so daß die Bestimmung von Ca und P ein wertvolles Hilfsmittel zur Erkennung des Vitamin-D-Mangels darstellt.

Wenn der Körper so stark an Mineralstoffen verarmt, dann muß man annehmen, daß diese in erhöhtem Maße ausgeschieden werden, da sie in der Nahrung ja stets vorhanden sind. Das ist in der Tat der Fall, und zwar werden sie infolge D-Mangels in ungenügender Menge aus dem Darm aufgenommen.

Zahnerkrankung.

Die *Entwicklung der Zähne* unterliegt im allgemeinen der gleichen Gesetzmäßigkeit wie die der Knochen. Mangel an D-Vitamin erzeugt auch hier schwere Schäden, die sich sowohl in einem Zurückbleiben des Zahnens als auch in schlechter Beschaffenheit der Zähne äußern. Auch hier wirken die Kohlenhydrate und andere Nahrungsbestandteile zusätzlich schädlich, sofern sie den Vitaminbedarf heraufsetzen. Das makro- und mikroskopische Bild der Zähne rachitischer Kinder ist grundsätzlich dasselbe wie das künstlich rachitisch gemachter Tiere. Die wesentlichen Kennzeichen sind *mangelhafte Verkalkung* und *schlechte Ausbildung* des Zahnbeines, besonders der Kauflächen. Kinder, die vorwiegend mit Magermilch ernährt wurden, hatten nach Feststellungen in England und anderen Ländern bedeutend schlechtere Zähne als normal mit Vollmilch ernährte.

Gute Zähne setzen dem Eindringen von Fäulnisbakterien höheren Widerstand entgegen als schlechte. Somit gesellt sich zu der an sich schlechteren Beschaffenheit der Zähne Vitamin-D-arm ernährter Kinder noch eine höhere Anfälligkeit gegenüber Zahninfektionen. Wenn wir bedenken, welche Schädigungen des Magendarmkanals aus der Zahnfäulnis mit der Zeit entstehen können, dann ist die Bedeutung des Vitamins D in dieser Hinsicht wohl klar umrissen.

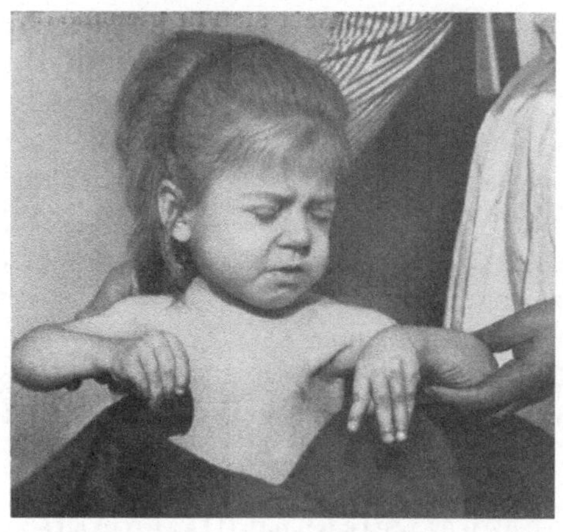

Abb. 6. „Geburtshelferhand". (Nach Moro.)

Es muß allerdings hinzugefügt werden, daß zur Entwicklung und Erhaltung der Zähne noch andere Vitamine (B, C) und Faktoren erforderlich sind.

Tetanie.

Neben der Rachitis als Haupterscheinungsform des D-Mangels gibt es bei Kindern eine andere, seltenere Krankheit, die *Tetanie* (d. i. die Neigung zu Krampfanfällen). Sie ist weniger als eine Vitamin-D-Mangelkrankheit, sondern vielmehr als eine Heilkrisis der Rachitis zu betrachten und wird besonders dann beobachtet, wenn die Heilung der Rachitis sehr rasch einsetzt. Knochendeformationen treten nicht auf. Das chemische Blutbild unterscheidet sich von dem der Rachitis vor allem darin, daß *der Kalziumgehalt regelmäßig herabgesetzt ist, während er bei der Rachitis bei stark vermindertem Phosphor annähernd normal bleibt.*

Die sogenannte *latente (versteckte) Form* der Tetanie zeigt nur die *Bereitschaft zu Krampfanfällen.* Diese äußern sich bei gewissen Reizen in ganz bestimmter Form. Z. B. wird bei Umschnürung des Oberarmes unter anderem eine typisch verkrampfte Haltung der Hände und Finger erreicht („Geburtshelferhand“).

Die *manifeste Tetanie* äußert sich in gleichartigen Anfällen, jedoch ohne äußeren Anlaß ganz von selbst. Hier sind besonders die Krämpfe der Atmungsorgane gefährlich. Beim Stimmritzenkrampf verengt sich der Kehlkopfeingang krampfhaft und erschwert die Atmung bis zur Erstickungsgefahr. In schweren Fällen wird der Kehlkopf ganz geschlossen, der Atem stockt vollkommen, der ganze Körper liegt leichenblaß im Krampfzustand. Die Lösung des Zustandes erfolgt meist von selbst. Nicht selten aber tritt Erstickung ein. — Neben diesen nur vorübergehend auftretenden Krämpfen gibt es auch Dauerzustände (Dauerspasmen). — Die Sterblichkeit ist bei den Knaben weitaus größer als bei den Mädchen.

Knochenerweichung (Osteomalazie).

Lebt der Erwachsene unter rachitogenen (d. i. Rachitis erzeugenden) Bedingungen, dann kommt es zu einer anderen Form der Mangelkrankheit, zur *Osteomalazie,* auch *Knochenerweichung* genannt. Hier zeigt sich die Störung des Mineralstoffwechsels in der Weise, daß Kalk und Phosphate aus dem voll ausgebildeten Knochen ausgeschwemmt und ausgeschieden werden: es tritt Knochenerweichung ein. Der Beginn äußert sich in starken Schmerzen beim Gehen und Bücken und hat eine gewisse Ähnlichkeit mit Rheumatismus. Später wird der Gang schleppend, wobei die Knie- und Hüftgelenke besonders stark schmerzen. Schwellungen an der Knorpelknochengrenze, wie bei der Rachitis, findet man nicht. Dagegen wird das Becken nicht selten so deformiert, daß bei den

Frauen Geburtshindernisse entstehen, zumal Osteomalazie
gerade bei der Schwangerschaft infolge erhöhten Vitaminbedarfes sehr häufig ist. Der Mineralgehalt der Knochen kann
so weit sinken, daß sie wachsweich werden. Die Wirbelsäule
knickt dann in sich zusammen. Die Frauen, und hier wieder
die schwangeren, stellen das Hauptkontingent bei dieser
Krankheit. Es ist aber bemerkenswert, daß osteomalazische
Mütter nur selten rachitische Kinder zur Welt bringen. Es
wird also in erster Linie die wachsende Frucht mit Vitamin D
versorgt. Wir müssen in diesem Vorgang eine weise Ein-
richtung der Natur bewundern, die in erster Linie für die
Nachkommenschaft Sorge trägt.

Künstlich erzeugte Rattenrachitis.

Für die *experimentelle Erzeugung der Rachitis* hat sich besonders die *Ratte* bewährt, in jüngerer Zeit auch das *Kücken*.
Auch Mäuse, Kaninchen und Hunde hat man dazu herangezogen. — Das Krankheitsbild an der Ratte kann durch ge-

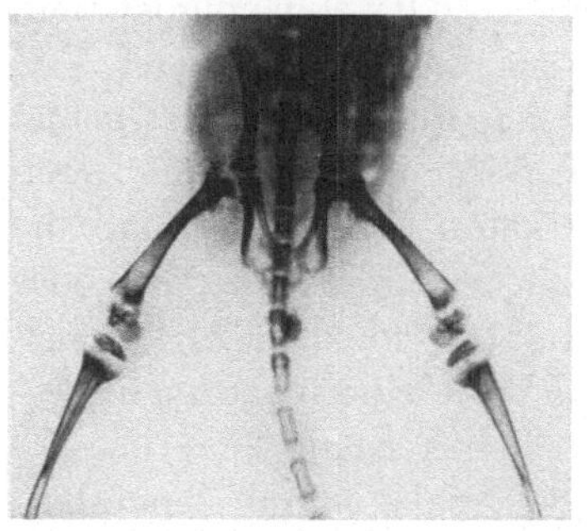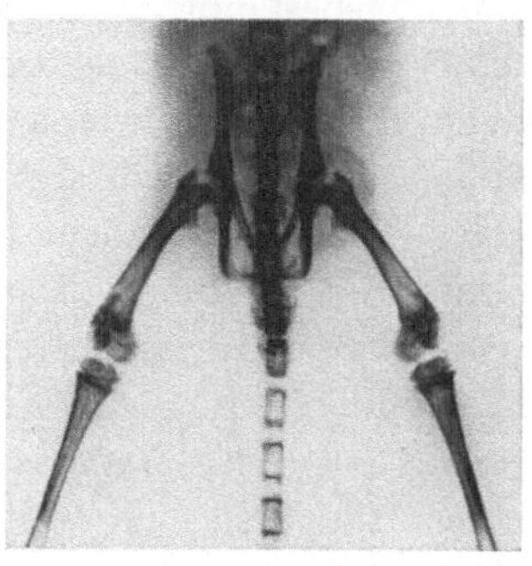

a   b

Abb. 7. Ratten-Rachitis (Röntgenaufnahme). *a*) Schwerkrank. *b*) Durch
Vigantol (= Vitamin D) geheilt. (Aufn. E. Merck, Darmstadt.)

eignete Wahl der Mangeldiät verschieden gestaltet werden.
Ein der Rachitis gleichendes Bild erhält man, wenn man eine
kalziumreiche, phosphorarme Kost verabreicht, z. B. folgende:
33 g Weizengrieß, 33 g Maisgrieß, 15 g Gelatine, 15 g Wei-
zenkleie, 3 g kohlensauren Kalk und 1 g Salzgemisch. In diesem Futter kommen auf 120 Teile Kalzium 30 Teile Phos-

phor. Wählt man eine phosphorreiche, kalziumarme Kost,
dann erhält man ein anderes Bild, Pseudorachitis genannt.

Die Rattenrachitis stellt sich nach 3—5 Wochen ein. Sie
ist an den Verdickungen der Rippen — ähnlich den Schwellungen beim Kind — deutlich erkennbar. Später stellen sich
oft Einknickungen an der Wirbelsäule ein, die die Haltung
und die Bewegungen des Tieres in bestimmter Weise beeinflussen. Die chemischen Veränderungen der Knochen und des
Blutes sind die gleichen wie beim Kind. Auch das Röntgen-
bild der Knochen ist dasselbe. Wir sehen in den beiden
Röntgenbildern 7a und 7b den Unterschied zwischen normalem und krankem Skelett und erkennen außerdem die Ähnlichkeit mit den Veränderungen beim Menschen (vgl. Abb. 5a
und 5b).

Unfruchtbarkeit als Folge des Vitamin-E-Mangels.

Daß der Geschlechtsapparat von der Zufuhr bestimmter
Nahrungsbestandteile von Vitamincharakter abhängig ist, weiß
man erst seit etwa 20 Jahren. Die Entdeckung dieser Tatsache verdanken wir amerikanischen Forschern. Es leuchtet
ein, daß man die diesbezüglichen Versuche nur an Tieren
angestellt hat. Trotzdem besteht kaum ein Zweifel, daß die
an den Ratten und Mäusen gewonnenen Ergebnisse mehr oder
weniger auch für den Menschen zutreffen, denn es hat sich
insbesondere auf dem Gebiet der Geschlechtshormone ergeben, daß diese Nager (wie auch das Kaninchen) im Geschlechtsapparat eine weitgehende Analogie mit dem Menschen aufweisen.

Beim Weibchen bleiben die Eierstöcke, der Genitalzyklus
(d. i. das regelmäßige Eintreten der Brunst) und die Befruchtung auch bei andauerndem E-Mangel normal. Die
Frucht (= der Fötus) entwickelt sich in der 1. Woche noch
richtig, gegen Ende der 2. Woche stirbt sie aber ab und
wird im Verlauf der 3. vom Muttertier ohne jegliche weitere Folgen aufgenommen (resorbiert). *Das Absterben der zunächst ganz normal entwickelten Frucht ist das wesentliche Merkmal des E-Mangels beim Weibchen.* Durch Verab-

reichung des Vitamins kann man diesen Ausfall ohne bleibende
Folgen rückgängig machen.

Beim (Ratten-) Männchen hat man mehrere Stufen von
leichten bis zu schweren Schädigungen feststellen können. Die
ersten Anzeichen sind nach etwa 12 Wochen in einer mangelnden Beweglichkeit der Spermatozoen zu erkennen; nach
5 Monaten ist die Erzeugung der Spermatozoen vollkommen
eingestellt, die *Samenkanälchen der Hoden* sind verkümmert.
Nach einem Jahr *fehlt* bei dem Tier *jegliche Geschlechtslust.*
Rein äußerlich läßt sich der E-Mangel an der typischen Veränderung des Haarkleides erkennen: die Haare sind seidig
und haben ihre Elastizität eingebüßt, so daß man von einem
eunuchoiden Haarkleid spricht. Die ganz schweren Schäden
des E-Mangels sind beim Männchen nicht wiedergutzumachen.
Beim Weibchen wurden solche irreparablen Schäden indessen
nicht festgestellt. Das Männchen scheint überhaupt von der
Vitamin-E-Zufuhr stärker abhängig zu sein als das Weibchen.

Eine Vitamin-E-Mangelkost ist beispielsweise zusammenge-
setzt aus 24 g Kasein (in bestimmter Weise vorbehandelt),
72 g Getreidestärke und 4 g Salzmischung; dazu etwas
Trockenhefe, Lebertran und Eisensalze. Viel Speck in der
Kost fördert das Auftreten der E-Avitaminose.

Interessanterweise gesellen sich zu den äußeren Regulatoren des Geschlechtsapparates noch das eisenähnliche Mangan
und eine Gruppe bestimmter Fettsäuren. Fehlen diese (normalerweise in genügender Menge aufgenommenen) in der
Kost, so treten auch bei Anwesenheit des E-Vitamins Schädigungen der Geschlechtsfunktionen ein.

Zu den genannten Faktoren kommen noch die weit wichtigeren Geschlechtshormone. Der zentrale Ausgangspunkt der-
selben liegt in der Hypophyse (Hirnanhang), einem kleinen
Organ unterhalb des Mittelhirnes. Nimmt man dieses heraus,
so stellen sich merkwürdigerweise ähnliche Ausfallserscheinungen wie bei E-Mangel ein. Da ferner E-Mangel durch Verfüttern der Hypophyse mehr oder weniger behoben werden
kann, sehen wir hier wieder, wie innig Vitamine und Hormone
verknüpft sind. Möglicherweise können sie sich zum Teil ersetzen, wie es nach dem angeführten Beispiel aussieht.

Mangelhafte Blutgerinnung (Aphyllochinose) als Folge von Vitamin-K-Mangel.

Krankhafte Blutungen können recht verschiedenartige Ursachen haben. Der hier in Frage stehende Krankheitszustand infolge Vitamin-K-Mangels, der von der bekannten Bluterkrankheit (Hämophilie) wohl zu unterscheiden ist, kommt als selbständige Krankheitserscheinung nur beim Neugeborenen, nicht beim Erwachsenen vor. Bei diesem findet er sich indes als Folge anderer Schädigungen, insbesondere von Leber-, Gallen- und Darmstörungen.

Neugeborene zeigen nicht selten *hartnäckige Haut- und Nabelblutungen* und andere Erscheinungen, deren Ursache man lange Zeit nicht kannte. Erst im Jahre 1939 gelang es Kopenhagener Forschern nach mehrjähriger erfolgreicher Erforschung ähnlicher Krankheitsbilder am Hühnchen festzustellen, daß die ausgesprochene Neigung zur Blutung auf Vitamin-K-Mangel zurückgeht. Sie tritt demgemäß besonders dann auf, wenn sich die Mutter während der Schwangerschaft Vitamin-K-arm ernährt hat. Es ist geradezu erstaunlich und beweist wiederum die große Wirksamkeit der Vitamine, daß durch eine einmalige Verabreichung von 20 mg reinem Vitamin K kurz vor der Geburt die Gefahr für das Kind behoben wird. Die Ursache der Blutungsneigung liegt in der schlechten Gerinnungsfähigkeit des Blutes. Das Blut enthält bekanntlich ein Gerinnungssystem, welches es befähigt, beim Verlassen der Blutgefäße selbsttätig fest zu werden, zu „gerinnen". Die Blutgerinnung zeigt sich äußerlich in der Abscheidung („Koagulation") eines gelartigen Eiweißkörpers, des Fibrins. Dieses Fibrin ist nicht vorgebildet, sondern liegt im Blut als sogenanntes Fibrinogen vor. Zur Bildung des Fibrins aus Fibrinogen, also zur Einleitung des Gerinnungsvorganges, ist ein Fermentsystem, das Thrombin, notwendig. Auch das Thrombin entsteht erst beim Austritt des Blutes aus den Gefäßen, und zwar aus dem sogenannten Prothrombin und der Thrombokinase in Gegenwart der im Blut vorhandenen Kalziumsalze. Untersucht man nun das Blut solcher infolge Vitamin-K-Mangel zu Blutungen neigender Säuglinge oder von Vitamin-K-arm ernährten Kücken, so stellt man fest, daß der Prothrombingehalt gegenüber normalem Blut stark erniedrigt ist. *Verabreichung von Vitamin K erhöht bereits nach wenigen Stunden den Prothrombingehalt und setzt damit die Gerinnungszeit herab.* Aus diesem Grunde wurde das hierher gehörige Vitamin *Koagulations-* oder *Vitamin K* genannt.

Vitamin K steht demnach mit dem Prothrombin in naher Beziehung. Es muß allerdings den Weg über den Organismus und ein bestimmtes Organ, wahrscheinlich die Leber, nehmen; denn außerhalb des Körpers kann man die Gerinnungsfähigkeit eines prothrombinarmen Blutes durch Vitamin K nicht erhöhen. Außerdem ist eine gewisse Zeit zur Bildung des Prothrombins notwendig; denn die erhöhte Gerinnungsfähigkeit wird erst mehrere Stunden nach Verabreichung des Koagulations-Vitamins beobachtet.

Beim Erwachsenen tritt Vitamin-K-Mangel meist in Verbindung mit Gallenerkrankungen auf. Wenn z. B. die Ausschüttung des Galleninhaltes in den Dünndarm verhindert ist, etwa infolge Verstopfung des Gallenganges, dann tritt starke Neigung zu Blutungen auf, die vor allem die Gefahr des Verblutens bei Operationen in sich schließt. Auch in diesen Fällen ist der Prothrombingehalt des Blutes stark erniedrigt und die Gerinnungszeit wesentlich verlängert. Und zwar ist dies darauf zurückzuführen, daß die Aufnahme von Vitamin K aus dem Darm an die Anwesenheit von Galleninhaltsstoffen gebunden ist, diese aber infolge des Gallengangverschlusses nicht in den Dünndarm gelangen können. Die Folge davon ist wiederum die, daß das Vitamin K ungenutzt den Darm passiert und so eine Vitamin-K-Mangelkrankheit entsteht. Diese Erkenntnisse sind besonders für die Chirurgie wichtig.

Entdeckt wurde die Blutungsbereitschaft infolge K-Mangels an Kücken, die sich zur experimentellen Erzeugung und zum Studium der Krankheit besonders gut eignen. Außer Hühnern werden auch andere Vögel ziemlich leicht von der Krankheit befallen. Auch bei Säugetieren läßt sie sich bei Anwendung geeigneter Kost erzeugen.

Beriberi als Folge von B₁-Mangel.

Die Beriberi ist eine jahrtausendealte Krankheit der reisessenden Bevölkerung in Ostasien, weniger in Brasilien und an der afrikanischen Küste. In unseren Breiten steht sie an Bedeutung weit zurück, doch ist Vitamin-B_1-Mangel in anderer Form auch in Europa recht häufig. Beriberi tritt — wie früher dargelegt — bei ausschließlichem oder vorwiegendem Genuß von geschältem Reis auf, weil mit den Reisschalen des Antiberiberi-Vitamin verworfen wird. Wenn statt des polierten ungeschälter Reis verzehrt wird, besteht keine Gefahr. Es muß indes darauf hingewiesen werden, daß nicht nur der ausschließliche Genuß von poliertem Reis, sondern allgemein B_1-freie Kost die Ursache der Krankheit ist. So wurden z. B. auf den Philippinen bei einer täglichen Kost aus 340 g Ochsenfleisch oder Speck oder Fleischkonserven, 560 g poliertem Reis, 225 g Mehl oder Brot und 225 g Kartoffeln oder Zwiebeln 12% Beriberikranke beobachtet. Durch Zulage von frischen Bohnen oder von ungeschältem Reis sank die Zahl der Erkrankungen auf 0,1%.

Das Krankheitsbild beim Menschen.

Die Krankheitserscheinungen sind mannigfacher Art. Neben den manifesten Formen gibt es vielfach latente, bei welchen die Krankheit erst aus irgendeinem äußeren Anlaß zum Vorschein kommt. Solche Patienten haben vorher nur leichte Beschwerden: eine gewisse Müdigkeit und Schwere in den Beinen, Unsicherheit beim Gehen und Stehen, ein nervöses Prickeln in den Beinen, außerdem Herzklopfen.

Die schweren Erscheinungen sind in zwei Formen bekannt: einer *„trocknen“* und einer *„nassen“*. Die erstere äußert sich vornehmlich in *starkem Muskelschwund* der Gliedmaßen, vor allem der Beine, sowie in einer gewissen mehr oder minder ausgeprägten Empfindungslosigkeit (Anästhesie). Sehr häufig schrumpfen auch die Rumpfmuskeln, so daß eine Abmagerung des ganzen Körpers eintritt. In diesem Stadium ist die Beriberi noch heilbar. Sind aber schon Lähmungen eingetreten oder sind die Gelenke schon

steif geworden, dann ist sie unheilbar. Dann können die
Kranken oft nur noch mit Krücken auf den Zehenspitzen
gehen. — Die *nasse Form* ist dadurch gekennzeichnet, daß
das Gewebe allgemein das Bestreben hat, Wasser zurückzu-

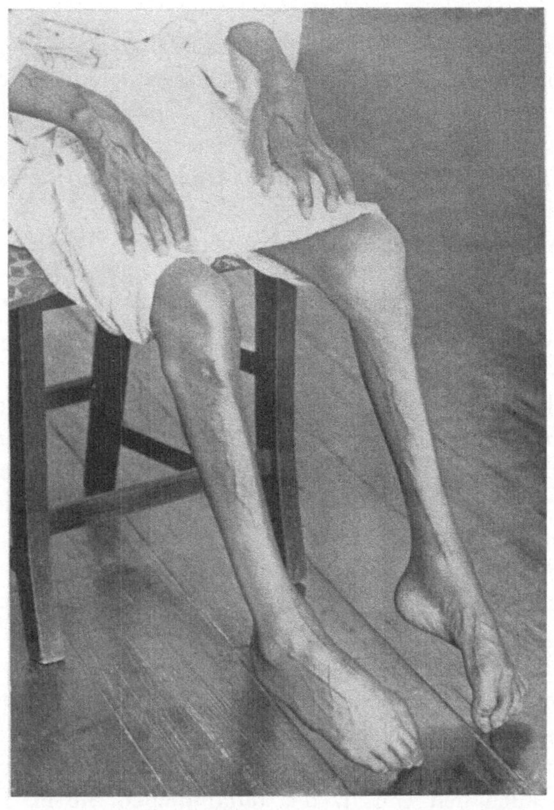

Abb. 8. Muskelschrumpfung bei Beriberi mit Lähmungen und Kontraktur
der Füße. (Nach Bälz.)

halten. Auf Grund dieser Störung des Wasserhaushaltes
kommt es an den verschiedensten Stellen zu krankhaften
Wasseransammlungen (Ödemen). *Sie werden an den Beinen,
den Armen, am Rumpf und im Gesicht beobachtet.* Die
Wasseransammlung *im Herzmuskel* führt zusammen mit

Herzerweiterung meist zum Tod. Begleitet werden alle diese Erscheinungen von hohem Puls, von Atmungsstörungen und geringer Wasserausscheidung. Die Temperatur bleibt dagegen fast immer normal. — Die Sterblichkeit betrug bei der Beriberi manchmal bis zu 70%, sie liegt im allgemeinen aber unter 10%.

Bei der anotomisch-histologischen Untersuchung findet man stets typische Zerstörungen der Muskelfaserstruktur und Schädigungen der Magen- und Darmwand. Am ausgesprochensten sind die Schädigungen der Nervenfasern. Sie sind möglicherweise überhaupt der Anfang der Erkrankung und verursachen die klinischen Erscheinungen erst in zweiter Linie. Besonders die Nervenfasern der Beine werden von dieser „Degeneration", wie sie genannt wird, befallen. (Daher rühren die teilweise Gefühlslosigkeit und die Lähmungen.) Auch das Zentralnervensystem bleibt — besonders bei den Tieren — nicht verschont.

Die Beriberi ist, physiologisch betrachtet, eine *Störung des Kohlenhydratstoffwechsels*. Der Abbau des Traubenzuckers im Körper macht nämlich bei chemischen Verbindungen halt, die normalerweise weiter verbrannt werden. Insbesondere die Brenztraubensäure $CH_3 \cdot CO \cdot CO_2H$ findet sich bei Vitamin-B_1-Mangel in gesteigerter Menge. Auf Zusatz weniger Milligramme reinen Vitamins B_1 sinkt der Brenztraubensäurespiegel auf die Norm, und die Stoffwechselstörung ist behoben. Es konnte bewiesen werden, daß kohlenhydratreiche Kost deshalb den Krankheitsausbruch fördert, weil unter diesen Umständen der Bedarf an B_1 besonders hoch ist. Neben dem Zucker- und Wasserhaushalt regelt das Antiberiberi-Vitamin auch den Umsatz der fettähnlichen Stoffe, Lipoide genannt. Während Kohlenhydrate bei B_1-Mangel auf den Organismus schädlich wirken, gilt für die Fette, daß sie den Ausbruch der Beriberi verzögern.

Die menschliche Beriberi ist keine „reine" B_1-Avitaminose, sondern auf das Fehlen mehrerer Vitamine zurückzuführen. So herrscht im allgemeinen auch Mangel an B_2 und B_4 (vgl. die Rattenberiberi). Außerdem fehlen aber auch des öfteren Vitamine anderer Art und führen so zu einem mehr oder minder verwickelten Krankheitsbild (vgl. die später erwähnte Schiffsberiberi). Man kann daher auch nicht von einem „Anti-beriberi-Vitamin" als einer Einheit sprechen.

In Mitteleuropa tritt die klassische Beriberi, wie erwähnt, nur selten auf. Hingegen werden verschiedenartige Nerven-erkrankungen als Folge eines mehr oder minder großen Vit-amin-B_1-Mangels sehr häufig angetroffen. Sie brechen be-sonders dann aus, wenn plötzlich ein durch die Lebens-umstände erhöhter Vitamin-B_1-Bedarf einsetzt. So werden Nervenerkrankungen bestimmter Art („Polyneuritiden") viel-fach während der Schwangerschaft beobachtet, insbesondere bei mehl- und brotreicher, gemüsearmer Kost. Wenn die Aufnahme von Vitamin B_1 aus dem Magendarmkanal in-folge Erkrankung vermindert ist, treten sogenannte *gastro-gene Polyneuritiden* auf. Auch durch übermäßigen Alkohol-genuß bei sonst unzweckmäßiger Ernährung tritt eine Ner-venerkrankung, die *Alkoholpolyneuritis*, auf. Ebenso kann bei vielen Infektionskrankheiten (Diphtherie, Grippe) plötz-lich ein Mangel an Vitamin B_1 einsetzen. Neben den ge-nannten beobachtet der Arzt noch viele andere Erkrankungen nervöser Art, aus denen die große Bedeutung des „antineuri-tischen Vitamins" eindeutig zu ersehen ist.

Geflügelpolyneuritis.

Die Vogel-B_1-Avitaminose, die als erste tierische Vitamin-Mangelkrankheit bekannt geworden ist, unterscheidet sich von der Beriberi. Sind z. B. die Störungen bei der mensch-lichen Beriberi an den außenliegenden (peripheren) Nerven zu beobachten, so greifen sie beim Huhn und der Taube vor allem an den zentralen Nervensträngen an. Dies führt beim Geflügel zu eigenartigen Krämpfen, die beim Menschen und bei den anderen untersuchten Säugetieren meistens fehlen. Diese zentralnervöse Krankheit der Vögel wird *Polyneuritis* genannt.

Beim Huhn entsteht das typische Krankheitsbild bei einer Nahrung aus geschältem Reis oder Weißbrot oder Maisstärke mit Zucker bereits nach 20—30 Tagen.

Noch besser studiert ist die Polyneuritis der Tauben. Sie ist der des Huhnes ganz ähnlich und verläuft wie diese in

zwei Formen. Zunächst ist das Krankheitsbild für beide
gleich: Appetitlosigkeit, Teilnahmslosigkeit, Bewegungsunlust,
Durchfall, Temperatur- und Gewichtsabfall. Aus diesem An-
fangsstadium können sich zwei Abarten des fortgeschrittenen
Stadiums entwickeln. Die eine (paralytische) Form äußert
sich in vollkommener Bewegungslosigkeit des Tieres infolge
der Lähmung der Extremitäten. Die andere (spastische = zu
Krämpfen neigende) Form ist besonders charakteristisch: zu
Beginn treten Gehstörungen ein, begleitet von starken Er-

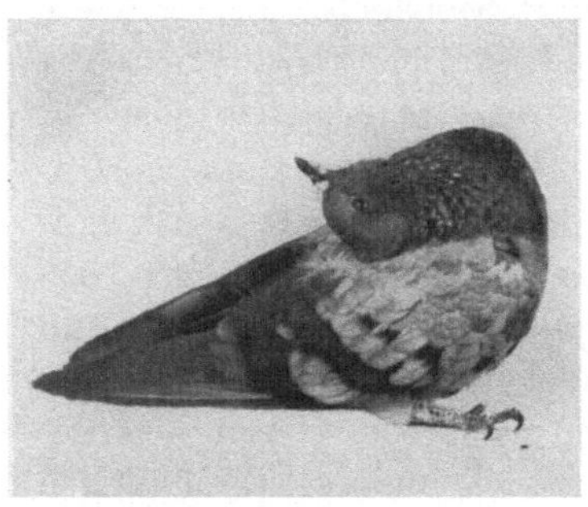
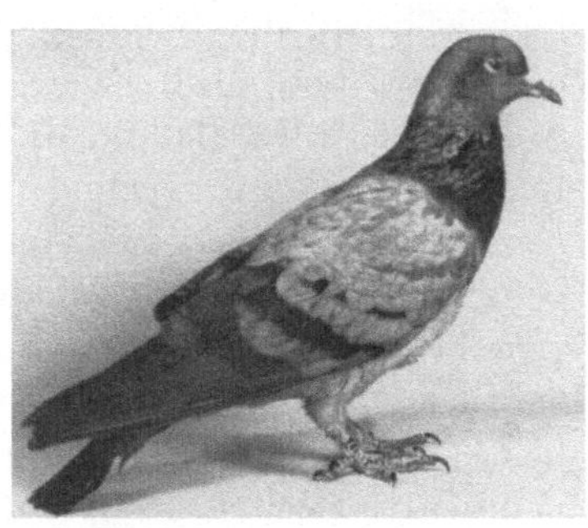

a   b

Abb. 9. Tauben-Polyneuritis. *a*) Im Krampf. *b*) Nach Heilung mit Vitamin B_1. (Aufn. E. Merck, Darmstadt.)

müdungserscheinungen und von Herzklopfen. Nach einigen
weiteren Tagen wird der Kopf in ganz eigenartiger Weise
krampfhaft nach rückwärts gelegt. Diese Lage wird beibe-
halten, bis man die Tiere irgendwie berührt: dann über-
schlagen sie sich mehrmals nach rückwärts, nehmen aber anschließend die gleiche krampfhafte Haltung wieder ein. Bei
lang anhaltendem Vitaminmangel tritt endlich starke Atem-
not und rascher Verfall ein.

Vitamin B_1 wirkt diesen Krampfanfällen überraschend
schnell entgegen. Schon einige Stunden nach der Verabreichung nimmt das Tier wieder seine normale Haltung ein.
Hier liegt eine der schönsten Nachweismethoden für ein Vitamin am Tier vor, die in ihrer Schnelligkeit kaum von einer
anderen erreicht wird (Abb. 9 a/b).

44

Die Polyneuritis der Vögel läßt sich mit Vitamin B_1 nicht vollkommen ausheilen. Es verschwinden zwar die zentral-nervösen Störungen (Krämpfe), aber es bleibt meistens bei dem Gewichtsabfall. Dieser läßt sich erst beheben, wenn man weitere Ergänzungsstoffe hinzufügt.

Die genauere Durcharbeitung der Versuchsbedingungen ergab, daß man auch bei der Taube zu Krankheitsbildern kommen kann, die der menschlichen Beriberi ähnlich sind. Man muß der Reiskost nur genügend Salze zulegen. Ein noch besseres Bild „echter" Beriberi bekommen wir indessen bei der Ratte.

Rattenberiberi.

Füttert man junge Ratten mit einer Kost, die aus 18% Kasein, 68% Reisstärke, 8% Butterfett, 2% Lebertran, 4% Salzgemisch und geringen Mengen eines in bestimmter Weise vorbehandelten Hefeextraktes (als Antipellagra-Vitamin) besteht, so stellt sich nach wenigen Wochen Appetitlosigkeit, verlangsamte Atmung und langsamer Puls ein. Schließlich wird auch das Verdauungssystem ergriffen: der Magen erzeugt weniger Salzsäure, die Darmbewegungen hören auf. Weiterhin folgen Temperatur- und Gewichtsabfall mit rasch eintretendem Tod. Das anatomisch-histologische Bild zeigt auch bei der Ratte eine weitgehende Zerstörung der Nervenfasern, ebenso wie beim Menschen.

Beim Versuch, die Rattenberiberi mit reinem Vitamin B_1 zu heilen, machte man die Erfahrung, daß dies nicht vollkommen gelingt: es bleiben gewisse Symptome, wie Muskelschwäche, merkwürdige Bewegungen, Gewichtsabfall u. a. m. Diese Symptome verschwinden erst dann, wenn man zur Kost weitere Ergänzungsstoffe hinzufügt, die aber von denen der Vögel verschieden sind. Bei der Rattenberiberi liegt also ein ähnliches Bild wie bei der Geflügelpolyneuritis vor: Vitamin B_1 heilt die Hauptsymptome, zur vollkommenen Wiederherstellung sind aber noch andere Faktoren unentbehrlich.

Die Pellagra.

Die Pellagra als Krankheitseinheit kennt man seit Anfang des 18. Jahrhunderts. Sie wurde zuerst in Spanien und Nord-

italien beschrieben. Ihre Hauptherde hat sie außer diesen
Gebieten noch in Nordamerika und Rumänien, weniger im
übrigen Balkan, der Türkei und Afrika. Sehr stark trat sie
vor 20 Jahren in den Südstaaten der USA. auf, wo die Sterblichkeit bis auf 40% stieg. Im allgemeinen ist die Krankheit
weniger lebensgefährlich. Pellagra tritt auch heute noch
stark auf: z. B. in letzter Zeit in USA. Die Pellagragegenden
decken sich mit den Hauptanbaugebieten für Mais. Man erkannte dementsprechend auch bald den Zusammenhang mit
dem einseitigen Maisverbrauch. Interessanterweise war die
früheste Auffassung von der Krankheit die, daß es sich um
eine minderwertige Nahrung handeln müsse. Aber in dem
Zeitalter der Entdeckung der Infektionskrankheiten ließ man
diese Ansicht bald fallen und glaubte an eine Infektion oder
eine Vergiftung. Der Kampf der Anschauungen um das Wesen der Pellagra dauerte bis in das Zeitalter der Vitaminforschung, bis vor 15 Jahren nachgewiesen werden konnte,
daß die Pellagra nicht ansteckend ist und durch einseitige Ernährung experimentell am Menschen erzeugt werden kann. —
Nicht nur der einseitige Genuß von Mais, sondern ganz
allgemein von Zerealien (Weizen, Roggen usw.) führt zur
Pellagra. Als sich z. B. die Bevölkerung von Bukarest während des Weltkrieges 1914—1918 im wesentlichen von Brot,
Mais und Weizen ernähren mußte, brach bereits nach 3 Monaten Pellagra aus. Dort, wo Fleisch, Milch, Gemüse und
Obst vorhanden war, trat sie jedoch nicht auf. — Diese letztere
Beobachtung wurde auch in oberitalienischen Herden ge-
macht. Als Beispiel einer zu Pellagra führenden menschlichen
Kost (Italien) sei folgende angeführt: 1100 g Mais, 67 g Reis
und Gerste, 60 g Bohnen und Kartoffeln, 67 g Gemüse, 21 g
Speck, 33 g Olivenöl, 67 g Fisch, 27 g Geflügel. — Im wesent-
lichen wird die arme, sehr einseitig ernährte Landbevölke-
rung betroffen. Die Städte bilden keine eigentlichen Herde.
Frauen werden stärker befallen als Männer. Kinder und Säuglinge besitzen keine besondere Anfälligkeit.
Es unterliegt heute keinem Zweifel mehr, daß die Pellagra durch das Fehlen eines bzw. mehrerer Vitamine der
B-Gruppe verursacht wird. Es kommt aber hinzu, daß sie

— den Tierversuchen nach zu schließen — in typischer Form
nur dann entsteht, wenn sich zu dieser spezifischen „avitaminotischen Grundschädigung“ noch andere Einflüsse gesellen. Eine besonders wichtige Rolle scheint hier das Vitamin B_1 zu spielen; denn nur wenn dieses in genügender Menge
in der Nahrung ist, erhalten wir z. B. bei der Ratte das charakteristische Pellagrabild. Ein weiteres toxisches Moment liegt
in dem hohen Stärkegehalt der Zerealien. Schließlich kommt
hinzu, daß das Eiweiß infolge mangelnden Fleischgenusses
meist nicht vollwertig ist, so daß also zu dem Vitaminmangel
noch der Ausfall besonders wichtiger Aminosäuren tritt.

Das Krankheitsbild beim Menschen.

Die wesentlichsten Merkmale der Krankheit sind Haut-
schäden an den der Sonne ausgesetzten Körperteilen, also an
Händen, Füßen und am Kopf. In leichten Fällen ist die Haut
gerötet, von Flecken oder Knötchen durchsetzt, in schweren
aber ist sie von Blasen ganz bedeckt. Bezeichnend ist die
symmetrische Anordnung dieser Hauterkrankung: es wird nie
eine Hand oder ein Fuß allein befallen, sondern stets beide
in „spiegelbildlicher Anordnung“. Man spricht dann von
„pellagrösem Schuh“ bzw. „pellagrösem Handschuh“. Auch
im Gesicht und im Nacken ist die Erkrankung symmetrisch
angeordnet, um die Augen und Nase z. B. in Schmetterlings-
form. Die befallene Haut wird mit der Zeit schuppig und
braunschwarz. Die Fingernägel werden oft dick und brechen
leicht ab. Charakteristisch sind weiterhin die Veränderungen
des gesamten Verdauungskanals: die Zunge ist tiefrot, bekommt Risse und schmerzt stark; die Mundschleimhäute sind
entzündlich gerötet. Übelkeit, Erbrechen, starke Diarrhöen mit
blutig-schleimigem Kot sind sehr häufig. Die Magenwände
sind in charakteristischer Weise geschädigt. Die Darmhäute
sind geschrumpft. Bemerkenswert ist weiterhin das Nachlassen der Salzsäureausscheidung im Magen. Der sogenannte
Grundsatz, der ein Maß für die Intensität des Stoffwechsels
darstellt, ist bei Pellagrakranken höher als bei Gesunden.
Sehr charakteristisch für die Pellagra sind weiterhin geistige
Störungen als Folge verschiedener Schädigungen des Nerven-

systems. Man findet im Gehirn vielfach Ödeme (Wasseransammlungen) und übermäßige Durchblutung bestimmter
Teile. Oft sind aber auch ganze Teile geschrumpft, hart und
blutarm. Die Hirnhäute sind vielfach verdickt und trüb. Auch

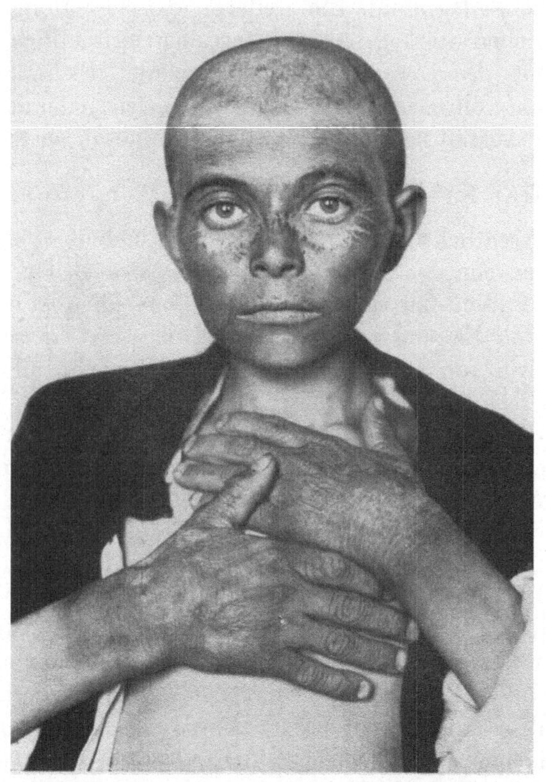

[Abb. 10. Pellagraerythem. (Nach Mollow.)

im Rückenmark lassen sich Schädigungen nachweisen. Diese
und viele andere Nervensymptome sind aber rein degenerativer,
nicht entzündlicher Art. Heilung tritt ein, wenn man dem
Patienten mehrere Tage o,2—o,3 g Nikotinsäure per os gibt.
Die Gesamtheit dieser menschlichen Krankheitserscheinungen ist nicht auf eine einzige Ursache zurückzuführen, son-

48

dern das Ergebnis eines mehrfachen Vitaminmangels. Die symmetrisch auftretenden Hauterscheinungen sind dem Antipellagra-Vitamin zuzuordnen. Neben diesem spielen aber auch die Ratten- und Hühnerantidermatitis-Vitamine eine Rolle (vgl. die folgenden Abschnitte). Schließlich ist die Anämie (Blutarmut) der Pellagra einem weiteren Vitamin zugeordnet worden.

Die Pellagra-Hauterkrankung (Dermatitis) der Ratte.

Eine der menschlichen Pellagra ähnliche, aber doch wieder verschiedene Erkrankung stellt die Rattendermatitis dar. Sie entsteht im allgemeinen erst dann, wenn bei entsprechendem

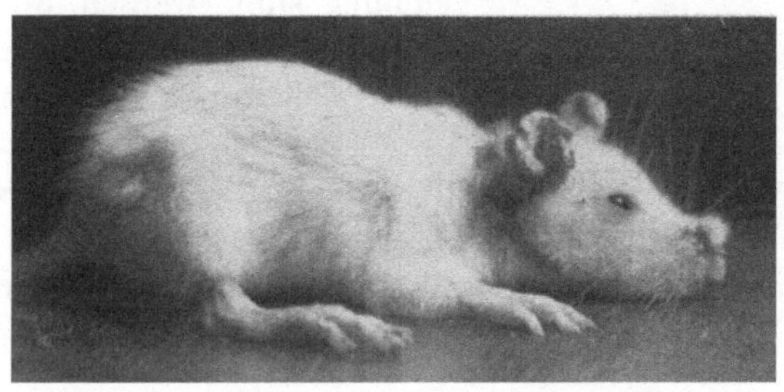

Abb. 11 a. Rattenpellagra. Haarausfall und Schuppenbildung an den Pfoten und im Nacken. Beginnender Haarausfall an der Schnauze.
(Kaiser Wilhelm-Institut, Heidelberg.)

Vitaminmangel (B_6) gleichzeitig Vitamin B_1 im Überschuß vorliegt. (Das Vitamin B_1 fördert also in dem B_6-armen Körper den Ausbruch der Krankheit.) Fehlen der Kost außer Vitamin B_6 noch ungesättigte Fettsäuren, so tritt eine andere Form der Erkrankung auf, die sogenannte *Akrodynie*.

Die ersten Symptome zeigen sich bei einer Diät aus 18% Kasein, 68% Reisstärke, 9% Butterfett, 4% Salzen und einer B_1-Zulage von 25—40 γ (= millionstel Gramm) pro Tag nach etwa 7 Wochen. Sie sind erkenntlich an starker Durchblutung und Schwellung der Ohren, der Vorder- und Hinterpfoten sowie der Nasengegend, begleitet von starkem Haarausfall. Auch für die Ratte ist die symmetrische Anordnung charak-

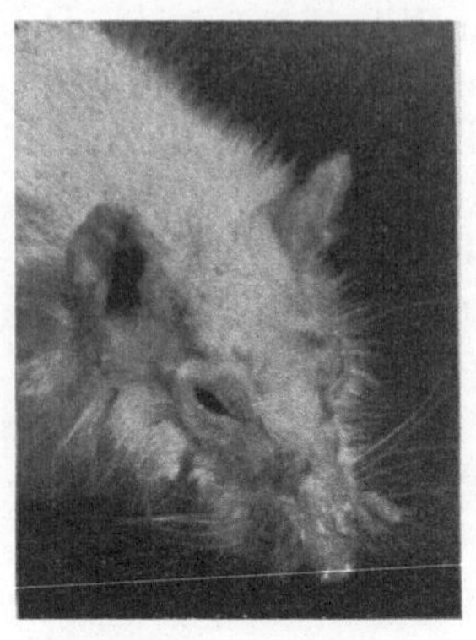

Abb. 11 b. Symmetrischer Haarausfall von der Schnauze zum Ohr. Schuppenbildung und Entzündung der Haut. (Kaiser Wilhelm-Institut, Heidelberg.)

teristisch. An den Pfoten tritt nach dem Haarausfall entweder eine starke trockne Abschuppung in Handschuhform oder blutige Blasenbildung an der Oberseite auf (Abb. 11 a/b). Geschwürbildungen an den Mundschleimhäuten und der Zungenunterseite vervollständigen das Bild. Bei andauerndem B_6-Mangel treten an Epilepsie erinnernde Krämpfe auf.

Die Hauterscheinungen, die außerdem von einem Wachstumsstillstand begleitet sind, werden durch das Vitamin B_6 vollständig beseitigt. Das Wachstum wird ebenfalls wieder normal, falls alle übrigen Wachstumsfaktoren vorhanden sind. Vitamin B_6 heißt wegen seiner spezifischen Eigenschaften *Adermin*.

Aderminmangel macht sich in ähnlicher Form auch beim Schwein und Hund bemerkbar.

Pantothensäuremangel.

Hühnerdermatitis. Eine weitere pellagra-ähnliche Erkrankung tritt bei Kücken auf, wenn sie mit einer bestimmten Mangelkost ernährt werden. Diese Hühnerpellagra oder Hühnerdermatitis zeigt sich äußerlich in krustenartigen, rasch um sich greifenden Ablagerungen am Schnabel, Schorfbildung an Beinen und Zehen sowie in Wachstumsstillstand. Nach 2 Wochen tritt meist der Tod ein.

Ursache für den Ausbruch dieser Krankheit ist das Fehlen eines weitverbreiteten, auch für die niederen Organismen wichtigen Vitamins, der *Pantothensäure*, früher auch Filtratfaktor genannt. Zur Verhinderung der Dermatitis genügen 1,4 mg reines Vitamin in 100 g Futter.

Wachstumsstillstand, Grauhaarigkeit. Beim Säugetier, z. B. der Ratte, äußert sich *Pantothensäuremangel* in Wachstumsstillstand, großer Empfänglichkeit der Atmungsorgane gegen

Infektionen, Haarausfall und Grauwerden der Haare. Ferner wurde ein mehr oder minder starkes Nachlassen der Funktionen der Nebennieren und Hoden sowie übermäßige Knorpelbildung und Neigungen zu Blutungen beobachtet.

Die interessante Erkrankung der Haare wurde vor wenigen Jahren an Ratten entdeckt. Es wurde gefunden, daß sowohl junge als auch ausgewachsene Ratten bei einer bestimmten Mangelkost Haarverfärbungen

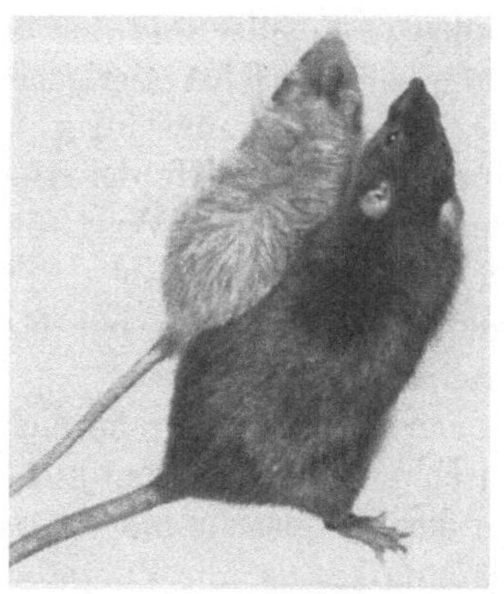

Abb. 12. Grauhaarigkeit bei Ratten. (Nach Kl. Schwarz.)

aufweisen. Bei schwarzweiß gescheckten Ratten werden die schwarzen Stellen silbergrau. Auffälligerweise tritt diese Pelzverfärbung meistens symmetrisch auf (vgl. Pellagra). Die Haarverfärbungen sind in Abb. 12 wiedergegeben, die zwei Ratten desselben Wurfs darstellt, von denen die kleinere ohne Pantothensäure ernährt wurde (man beachte den gleichzeitig hervorgerufenen Wachstumsstillstand).

Ähnliche Erscheinungen lassen sich auch beim Fuchs und anderen Tieren erzeugen. Es ist möglich, daß auch durch den Mangel eines anderen, noch nicht näher bekannten Vitamins bei der Ratte Grauhaarigkeit erzeugt werden kann.

Mit der Pellagra verwandte Avitaminosen.

Die Hauterkrankungen bei menschlicher und tierischer Pellagra sind nach obiger Schilderung auf den Mangel an verschiedenen Vitaminen zurückzuführen. Das darf uns nun nicht zu der Annahme verleiten, als ob die einzelnen Antidermatitis-Vitamine nur für diejenige Tierart unentbehrlich seien, an denen man die Krankheit besonders deutlich beobachtet. Im Gegenteil, wir können mit großer Sicherheit heute schon sagen, daß die Antidermatitis-Vitamine der Ratte und des Huhnes (Adermin und Pantothensäure) auch für das

höhere Säugetier und den Menschen unentbehrlich sind. Daß
man sie zunächst tierischen Mangelkrankheiten zuordnete,
ergibt sich zwangsläufig aus der Methodik der Vitaminforschung mit Hilfe der Tierversuche. Gerade an diesem Beispiel zeigt sich der Wert von Versuchstieren besonders schön;
denn ohne diese hätte der Chemiker kaum eine Möglichkeit
gehabt, das komplizierte Gemisch dieser Wirkstoffe zu ent-
wirren.

Der Pellagra sehr ähnlich ist die **Sprue.** Sie ist eine tropische Mangelkrankheit mit einer Fülle von Einzelsymptomen.
In der Hauptsache handelt es sich um Schädigungen des Verdauungskanals: die Zunge ist stellenweise entzündet oder mit
einem grauweißen Belag behaftet („Firniszunge"), der Magen
sondert zu wenig Salzsäure ab, die Därme werden dünn und
sind von Gasen stark gebläht. Hartnäckiger Durchfall mit
fettigem Stuhl („Butterstuhl") ist eine regelmäßige Begleiterscheinung. Dazu gesellen sich Schädigungen des Nerven-
systems ähnlich wie bei der Pellagra. Ein markantes Symptom der Sprue ist weiterhin Blutarmut; sie scheint von der
gleichen Art wie die der Pellagra zu sein. Die Sprue ist keine
reine einheitliche Avitaminose, sondern auf das Fehlen mehrerer Vitamine zurückzuführen. Ihre Zugehörigkeit zu den
Vitaminmangelkrankheiten ergibt sich aus der Heilbarkeit
durch frische Pflanzen- und Fleischkost.

Erwähnt sei die in unseren Breiten manchmal im Alter von
etwa 2 bis 5 Jahren auftretende *Zöliakie*, die man als Sprue
der kleinen Kinder bezeichnen kann. Durch Störung der Darm-
tätigkeit kommt es zu einer eigentümlichen Nervosität, blasser
Haut, schlecht entwickelter Muskulatur, dickem Bauch u. a.
Durch B-Vitamine enthaltende Nahrungsmittel kann sie geheilt
werden.

Eine durch Nährschaden verursachte *Erkrankung der Kinder* die an die Pellagra erinnert, ist auch die **Dermatitis
seborrhoides** *(Talgfluß)*. Sie zeigt sich in entzündlichen Rö-
tungen der Haut, in ausgedehnter fettiger Schuppenbildung
und in Ausschlägen (Ekzemen), wobei der Kopf, das Gesicht,
der Rumpf und die Gliedmaßen einzeln oder gleichzeitig befallen werden. Beim Auftreten dieses *Talgflusses* machen sich

oft äußere mechanische Reize, wie das Liegen auf einer Körperseite oder Reiben und Kratzen geltend.

Nicht alle Ausschläge sind indes auf einen *Mangel* in der
Nahrung zurückzuführen. Die *Ekzeme im engeren Sinne* z. B.,
die der Dermatitis seborrhoides manchmal zum Verwechseln
ähnlich sind, haben einen anderen Ursprung (*Eiklar-Ekzem*).

Die Dermatitis seborrhoides hat mit diesen Ekzemen das
eine gemeinsam, daß sie durch einen Überschuß an aufgenommenen Eiklar stark gefördert wird. Sie tritt jedoch nur
dann auf, wenn der Nahrung gleichzeitig ein Stoff von Vitamincharakter fehlt. Jedenfalls bildet dieser Mangelzustand die

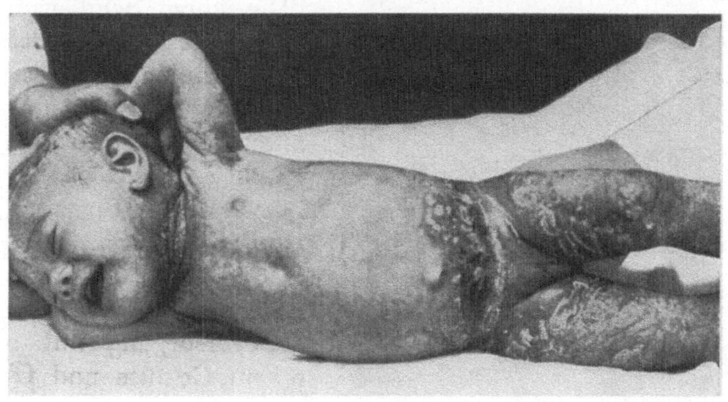

Abb. 13. Talgfluß. (Nach Moro.)

Grundlage der Erkrankung, auf der sich dann eine Störung
des Eiweißstoffwechsels entwickelt. Abb. 13 zeigt eine am
ganzen Körper verbreitete derartige Dermatitis.

Talgfluß bei der Ratte.

Ein dem Talgfluß am Kind ähnliches Bild läßt sich mit
einer geeigneten Diät auch an Ratten erzeugen, wobei zunächst das Fell trocken wird und anschließend Hautentzündungen, Haarausfall und ausgedehnte Schuppenbildung mit
gelblichen borkigen Auflagerungen auftreten. Es ist bemerkenswert, daß fettreiche Kost den Ausbruch beschleunigt. Das
stimmt mit Beobachtungen in der Klinik überein, wonach
Brustkinder nach längerer Stillung stärker befallen werden

als Flaschenkinder, da die Frauenmilch ärmer an Schutzstoff und reicher an Fett ist als Kuhmilch. Eine Dermatitis seborrhoides an der Ratte ist in Abb. 14 dargestellt.

Der Schutzfaktor, *Vitamin H* genannt, ist wasserlöslich und kochbeständig und kommt in der Leber, der Niere, in Hefe, Milch und Kartoffeln vor. Die Heilung mit derartigen Präparaten beginnt schon wenige Tage nach der Fütterung.

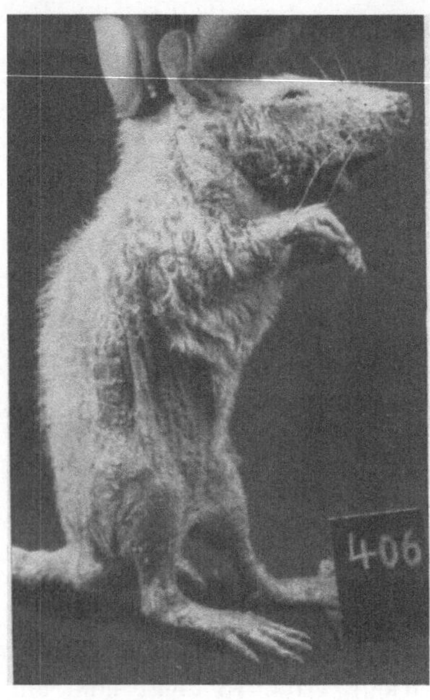

Abb. 14. Seborrhoe bei der Ratte.
(Nach Moro.)

Skorbut als Folge des Vitamin-C-Mangels.

Die kurze Schilderung der Entdeckungsgeschichte der Vitamine hat gezeigt, daß der Skorbut zu den ältesten bekannten Mangelkrankheiten gehört. Trotz früh erkannter Gegenmaßnahmen hat er sich bis in die jüngste Zeit erhalten und tritt stets auf, wenn die Versorgung mit frischem Gemüse und Obst mangelhaft ist. Im hohen Norden ist Skorbut daher ein sehr häufiger Gast. Er stellt sich auch in den Tropen bei einseitiger Ernährung ein. In der englischen Armee wurde z. B. vor 100 Jahren in Indien eine richtige „Epidemie“ beobachtet. In Holländisch-Guayana wurden vor 20 Jahren infolge Mißernte 30% der Bevölkerung skorbutkrank. Skorbut trat fast in jedem Krieg auf, sowohl bei der Armee als auch bei der Zivilbevölkerung. In Mesopotamien litten die indischen Truppen während des Weltkrieges 1914—1918 derart unter Skorbut, daß ein eigenes Gärtnerkorps dorthin abkommandiert wurde, das für frisches Gemüse zu sorgen hatte. Noch im Jahre 1922 wurden in Wien und Berlin ausgedehnte Herde festgestellt. Im jetzigen Krieg ist infolge der vorbeugenden Maßnahmen in Europa jedoch kaum damit zu rechnen.

Als Ursache des Skorbuts ist der Mangel an frischer, Vitamin-C-haltiger Pflanzenkost anzusehen. Er tritt besonders dann auf, wenn der Nahrung außerdem Eiweiß und Fett fehlen. Bei uns spielt als Quelle für den Schutzstoff die *Kartoffel* eine beträchtliche Rolle, von der 0,5 kg täglich zum Schutze eines Menschen genügen. Es ist somit verständlich, daß Skorbut manchmal bei Kartoffelmißernten auftrat. Als typische Skorbut erzeugende menschliche Kost wurde folgende beobachtet: 313 g Mehl oder Zwieback, 205 g Reis, Hafergrütze, Erbsen oder Bohnen, 205 g Gefrier- oder Konservenfleisch oder Salzheringe, 50 g Speck, 28 g Zucker, 21 g Salz, 7 g Tee und etwas konservierter Limonensaft. Auf Zugabe von frischer Milch oder von Zitronensaft oder Obst konnte die Krankheit verhindert bzw. geheilt werden.

Dem Skorbut des Erwachsenen entspricht beim Kind eine ganz ähnliche Krankheit, die auch *Möller-Barlowsche Krankheit* heißt. Sie tritt vor allem dann auf, wenn die Milch zu lange gekocht und damit das C-Vitamin zerstört wird. Mehlhaltige Kost beschleunigt den Ausbruch. Mehl ist in dieser Beziehung überhaupt sehr gefährlich; denn es fördert neben dem Skorbut, wie schon früher erwähnt, auch die Rachitis, die Beriberi und die Pellagra (letztere besonders, wenn fast nur pflanzliches Eiweiß gereicht wird).

Das Krankheitsbild beim Erwachsenen und beim Kind.

Der skorbutkranke Erwachsene ist blaß und teilnahmlos, leidet an Muskelschwäche und oft auch an Atembeschwerden. An den Gliedmaßen treten (besonders in der Nähe der Gelenke) *Schwellungen mit ausgedehnten,* oft nur punktförmig sichtbaren *Blutungen* auf, die zu heftigen Schmerzen Veranlassung geben. (Die Krankheit ist infolge dieser Schmerzhaftigkeit vielfach mit Rheumatismus verwechselt worden.)

Die Schleimhaut in der Umgebung der Zähne lockert sich und wird allmählich schwammig und geschwürig. Die *Zähne werden vielfach locker* und fallen aus. Bei andauerndem C-Mangel kommt es zu starkem *Muskelschwund* und zu *Herz-*

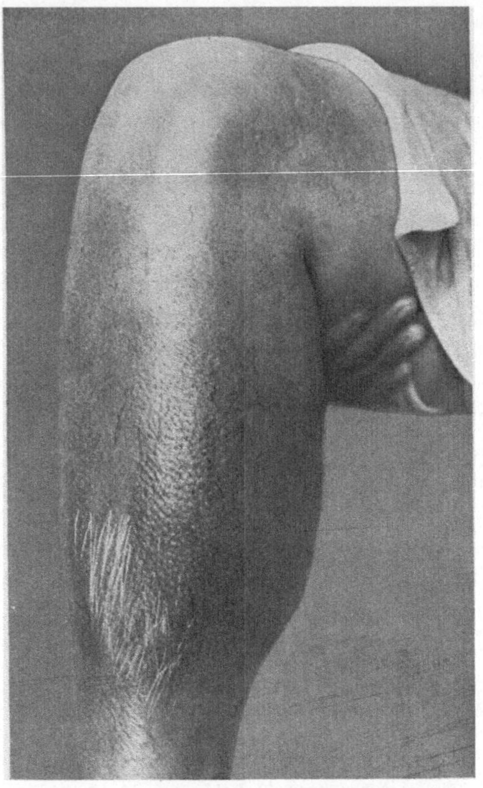

Abb. 15. Blutungen im Unterschenkel. (Nach Salle.)

beschwerden. Die Schwächung des Körpers nimmt schließlich ein solches Ausmaß ein, daß alle möglichen Infektionen um sich greifen. Herzschwäche ist meist die unmittelbare Todesursache.

Der Skorbut des Kindes zeigt im wesentlichen das gleiche Bild. Auch hier treffen wir *die starken, auf Druck empfind-*

lichen Schwellungen in der Nähe der Gelenke. Sie treten
beim Kind oft an der Knorpelknochengrenze der Rippen
auf, wo sie sich als *„skorbutischer Rosenkranz“* dokumen-
tieren. Ihre Ursache ist ebenso wie beim Erwachsenen in ausgedehnten Blutungen unter der Haut zu suchen. Diese Blutungen sind auch der Anlaß zu Schwellungen der Augen-
lider und der Mundwand. Die *Zahnfleischblutungen* treten
nur bei den Kleinkindern auf, die bereits Zähne besitzen. Im
übrigen leidet das Kind an Appetitlosigkeit, Blutarmut und
Muskelschwäche. Die Infektionsgefahr ist bei skorbutkranken
Kindern infolge der allgemeinen Schwächung recht groß.
Insbesondere faule Zähne können der Anlaß zu Infektionen
der Mundschleimhäute sein.

Besonders hervorstechende Störungen des Stoffwechsels —
wie etwa bei der Rachitis — hat man bei Skorbut bis jetzt nicht
finden können. Es werden so gut wie alle am Stoffwechsel
beteiligten Organe ziemlich gleichmäßig betroffen, wie die
*allgemeine Schrumpfung der Drüsen, der Leber, der Nieren
und anderer Organe* zeigt.

Wir bringen ein Beispiel für eine ausgesprochene Skorbut
erzeugende Kost eines Kinderheimes aus dem Jahre 1917:

1. Frühstück: Kakao aus Kondensmilch, Brot,
2. Frühstück: Butter- oder Marmeladebrot, Keks,
Mittagessen: Bohnen- oder Teigsuppe, Hirse- oder Grieß-
               brei mit Fett, Zucker und Fleisch, letzteres
               einmal wöchentlich,
Vesper: Kakao mit Brot,
Abendessen: Hirse- oder Grießbrei mit Butter, Milch, Mar-
               melade.

Das Bemerkenswerte an dieser mengenmäßig vollkommen
ausreichenden Kost ist, daß sie kein frisches Gemüse, keine
Kartoffeln und so gut wie keine frische Milch enthielt.

Der menschliche Skorbut tritt selten als reine C-Avitaminose auf, weil neben dem C-Vitamin meist auch andere Vitamine fehlen. Sehr häufig wird er von Nachtblindheit begleitet, die bekanntlich auf A-Mangel beruht. Weit mehr noch
treten *Mischformen* mit Beriberi auf. Die sogenannte *Schiffs-*

beriberi zum Beispiel zeigt Symptome, die teils auf Skorbut, teils auf Beriberi passen. Die Beziehungen zwischen diesen beiden Avitaminosen sind überhaupt recht eng. — Eine weitere Mischform von C-Avitaminose ist vielleicht die Sprue.

Die Gewebsblutungen (Hämorrhagien). Die verbreiteten Blutungen beruhen auf einer allgemeinen Schädigung der Gefäß- und Kapillarwände infolge mangelhafter Ausbildung der die Endothelzellen verbindenden Kittsubstanz. Dadurch werden die Kapillarwände brüchig und lassen auf äußeren Druck hin das Blut austreten. Die Blutungen treten verhältnismäßig früh auf, ohne daß andere Krankheitssymptome vorhanden sein müssen.

Die Neigung zu Gewebsblutungen ist beim Skorbut in der Hauptsache durch den Mangel an Vitamin C verursacht. In manchen Fällen werden derartige Symptome allerdings besser durch Zitronensaft als durch reines C-Vitamin behoben, weil dort noch ein weiterer Wirkstoff ähnlicher Art vorliegt, der dem reinen Präparat fehlt. Dieser Begleitstoff des natürlichen Vitamins C heißt auch Vitamin P oder *Permeabilitätsfaktor*, weil er die *Permeabilität* (= *Durchlässigkeit*) der *Gefäßwände* reguliert.

Von den beim Skorbut auftretenden Gefäßschädigungen ist der früher geschilderte Vitamin-K-Mangel wohl zu unterscheiden; und zwar ist beim Skorbut die Gerinnungsfähigkeit des Blutes normal, während die Gefäße geschädigt sind, bei Vitamin-K-Mangel hingegen ist bei normaler Blutgefäßstruktur das Gerinnungssystem beeinträchtigt, wie früher bereits auseinandergesetzt wurde.

Die Bluterkrankheit (*Hämophilie*) wiederum ist eine selbständige Krankheit, die wir hier nicht eingehender behandeln können.

Meerschweinchenskorbut.

Für die experimentelle Erzeugung des Skorbuts ist die Auswahl an Tieren nicht sehr groß. Am besten eignet sich nach wie vor das Meerschweinchen, bei welchem man folgende Kost anwendet: 39% Haferschrot, 30% Magermilchpulver (2 Stunden auf 120⁰ erhitzt), 20% Kleie, 10% Butter-

fett und 1% Kochsalz, Heu und Wasser nach Belieben. Nach
2—3 Wochen machen sich an den Zähnen Veränderungen
bemerkbar, die an den Wurzeln beginnen und langsam die
gesamten Zähne erfassen. Ihr Anfang ist nur unter dem
Mikroskop zu sehen. Die Schwellungen der Gliedmaßen in
der Nähe der Gelenke sind ähnlich wie beim Menschen. Charakteristisch ist die schräge Lage der kranken Tiere und die
schiefe Haltung des Kopfes.

Die anatomische und histologische Untersuchung hat ergeben, daß im wesentlichen drei Merkmale für Skorbut charakteristisch sind. Das 1. Kennzeichen ist die ausgesprochene
Neigung zu Blutungen. Diese werden, wie erwähnt, dadurch

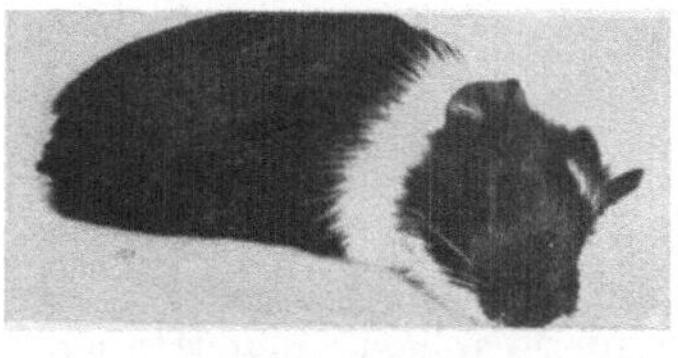
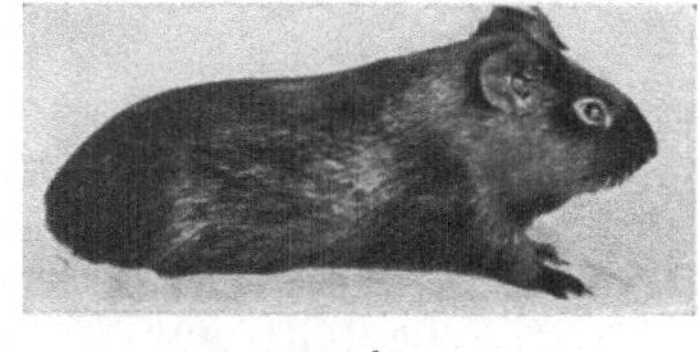

a   b

Abb. 16. Meerschweinchenskorbut. *a*) Skorbutkrank. *b*) Nach Heilung
mit Cebion (= Vitamin C). (Aufn. E. Merck, Darmstadt.)

verursacht, daß die normale Produktion der Gefäßkittsubstanz ausbleibt. Die Gewebsblutungen sind auch hier besonders an der Knorpelknochengrenze zu beobachten, treten
aber bei Mensch und Tier in gleicher Weise auf.

Das 2. Merkmal sind Schädigungen der Knochen und der
Knorpelsubstanz. Sie gelten im wesentlichen für den in der
Entwicklung begriffenen Organismus und beginnen mit einer
Unordnung der Knorpelzellschicht, die allmählich so weit
geht, daß der Knorpel fast vollkommen verschwindet. An
seine Stelle treten zum Teil krankhafte Verknöcherungen. Die
knochenbildenden Zellen degenerieren gleichfalls, so daß auch
das Knochenwachstum sehr mangelhaft ist. Unter anderem
verschwindet mit der Zeit auch das Knochenmark, und die
Knochenwände werden dünn und brüchig. — Äußerer Druck
auf die Knorpel-Knochengrenze ist in allen Fällen sehr
schmerzhaft.

59

Die schematische Skizze in Abb. 17 gibt uns ein ungefähres Bild von der Knorpelknochenveränderung beim Skorbut.

Von den rachitischen unterscheiden sich diese skorbutischen Knochenveränderungen — grob gesagt — dadurch, daß die Knorpelmasse bei jenen infolge der gestörten Verkalkung krankhaft vermehrt ist, daß sie aber beim Skorbut stark abnimmt und zum Teil sogar krankhaft gesteigerter Knochenbildung Platz macht.

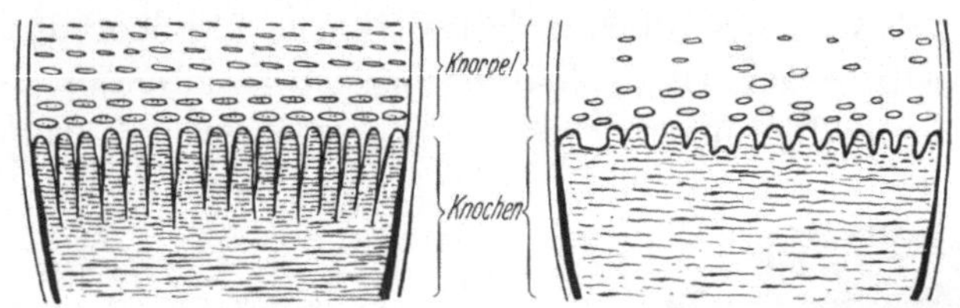

Abb. 17. Veränderungen der Knorpel-Knochengrenze bei Skorbut.
(Nach Med. Council Res. Report.)

Als 3., ebenfalls nur für den im Wachsen begriffenen Körper charakteristisches Merkmal sind gewisse Zahnschädigungen zu nennen. Sie werden dadurch hervorgerufen, daß die normale Bildung des Dentins (Zahnbeins) ausbleibt, statt ihrer mitunter aber krankhafte Knochenbildung eintritt. Wir ersehen dies aus den beiden Abbildungen 18 a/b, die einen Schnitt durch je einen Meerschweinchen-Schneidezahn darstellen.

In jüngster Zeit wurde die *unmittelbare Beteiligung des C-Vitamins an der Zahnbildung* auch direkt nachgewiesen. Es wurde mit Hilfe ganz feiner Methoden festgestellt, daß das C-Vitamin normalerweise in beträchtlicher Menge in der Nähe des zahnbildenden Gewebes eingebettet ist, daß es aber bei Skorbut fast vollkommen fehlt. *Die mangelhafte Bildung des Zahnbeines und Zahnschmelzes* kann daher *als Folge des lokalen Vitamin-C-Mangels* gedeutet werden.

Blutarmut (Anämie).

Blutarmut ist eine nicht seltene Begleiterscheinung der beschriebenen Avitaminosen. Gerade bei Skorbut und Pellagra ist sie häufig. Sie steht aber nicht immer in ursächlichem Zusammenhang mit dem Fehlen von Vitaminen der bekannten Art, sondern äußert sich sehr oft als selbständige Krankheit. Die ungenügende Bildung der Blutzellen, vornehmlich der roten, führt zu einer allgemeinen Schwächung des Körpers, die wiederum die Ursache für eine Reihe anderer Krankheiten sein kann. Auf diese Weise sieht das Gesamtbild der Krankheit meist sehr kompliziert aus.

Von den erwähnten Anämien scharf zu unterscheiden ist die sogenannte *perniziöse Anämie (bösartige Blutarmut)*. Sie

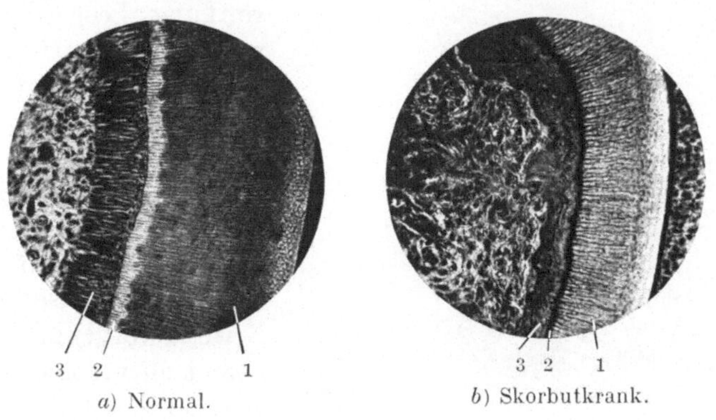

a) Normal. *b*) Skorbutkrank.

1 = Dentin. 2 = Prädentin. 3 = Odontoblasten.

Abb. 18. Schnitt durch einen Meerschweinchen-Schneidezahn.
a) Das Dentin (Zahnbein) ist sehr breit und gleichmäßig. Das Prädentin (die Vorstufe des Dentins) bildet eine schmale, weiße Schicht. Die Odontoblasten (zahnbildenden Zellen) sind schön parallel angeordnet. *b*) Das Zahnbein ist mangelhaft ausgebildet. Das Prädentin ist (infolge Verkalkung) dunkel. Die Odontoblasten sind unregelmäßig und nur spärlich ausgebildet.
(Aufn. E. Merck, Darmstadt.)

ist keine einfache Vitaminmangelkrankheit, sondern beruht gleichzeitig auf einer Schädigung der Magenschleimhaut. Man hat festgestellt, daß die Krankheit darauf zurückzuführen ist, daß aufgenommene Blutbildungsstoffe vom Organismus infolge der Organstörungen nicht zu den zur Blutbildung notwendigen höheren Wirkstoffen aufgebaut werden können. Die zum Aufbau des fertigen „Blutreifungsstoffes" notwendigen Wirkstoffe finden sich im Eiklar, in Gerste, Weizenkeimlingen, Hefe u. a. Der fertige Blutreifungsstoff

entsteht aus dem von außen zugeführten Faktor unter dem
Einfluß der von der Magenwand sezernierten Stoffe und
findet sich demgemäß im Tierreich. Insbesondere die *Leber*
stellt ein ausgezeichnetes Mittel *gegen die perniziöse Anämie*
dar.

Das Krankheitsbild der perniziösen Anämie ist im einzelnen
dadurch gekennzeichnet, daß die Blutkörperchen nicht voll
„ausreifen", sondern embryonalen Charakter haben. Das
heißt, die Blutkörperchen sind für den Erwachsenen minderwertig und außerdem von kurzer Lebensdauer, was eine beträchtliche
Zunahme des Blutum-
satzes und damit auch
eine Steigerung der da-
mit verknüpften Stoff-
wechselvorgänge zur
Folge hat. Es fehlt der
Blutbildung also der
Reifungsvorgang, der
den embryonalen Zu-
stand in den des Erwach-
senen überführt.

Weitere spezifische
Ernährungsschäden tre-
ten bei einseitiger Er-

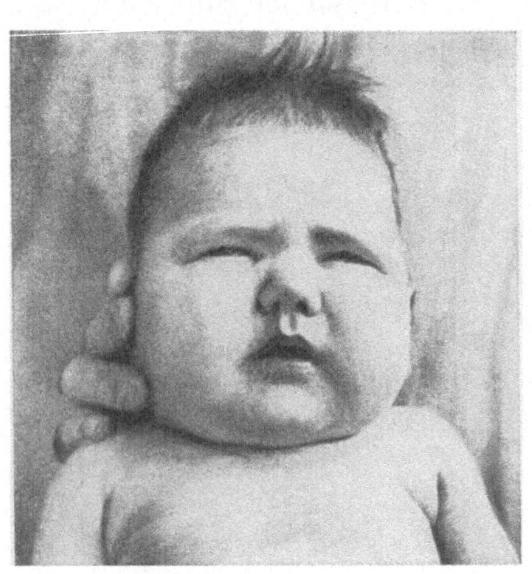

Abb. 19. Mehlnährschaden. (Nach Bloch.)

nährung von Kleinkindern mit Milch und Mehl auf, wobei Brustkinder seltener befallen werden als Flaschenkinder
(*„Milch- und Mehlnährschäden"*). Es ist eben so, daß die
einzelnen Tierarten, wenn auch ähnlichen, so doch verschiedenen Stoffwechsel haben. Die Milch der einen Tierart ist
daher für eine andere immer nur ein Ersatz, der je nach dem
Fall mehr oder minder gut, nie aber vollwertig sein wird.

Ausschließliche Ernährung mit Ziegenmilch ist besonders
gefährlich. *Ziegenmilch-Anämien* sind selbst in jüngerer Zeit
häufig aufgetreten. In einer Kinderklinik ist z. B. die Zahl
der tödlich verlaufenen Fälle in den Jahren von 1920 bis
1925 auf das Achtfache gestiegen.

Wir haben diese leichteren Anämien von der perniziösen
Anämie geschieden, weil sie ganz sicher davon verschieden
sind. Wir kennen aber die wahren Ursachen dieser leichteren
Anämien noch nicht genau. Es steht lediglich fest, daß die
Mehl- und Milch-Nährschäden, wenn sie noch nicht zu weit
um sich gegriffen haben, durch die Zulage von frischem Gemüse und von Fleisch geheilt werden können. Damit müssen
sie zu den spezifischen Mangelkrankheiten gerechnet werden.

Versteckte (latente) Vitaminmangelkrankheiten.

Nicht immer zeigt sich Vitaminmangel in so krasser Form,
daß er ohne weiteres erkannt wird, insbesondere dann nicht,
wenn nur eine gewisse unterschwellige Versorgung (eine
Hypovitaminose) vorliegt, ohne daß also das eine oder andere
Vitamin vollkommen fehlt. Gerade deshalb, weil sie so schwer
erkennbar sind, richten diese versteckten Avitaminosen sehr
viel Schaden an der Volksgesundheit an. Wie schwierig die
Erkennung dieser heimtückischen Vitaminmangelkrankheiten
ist, ergibt sich daraus, daß man oft nur mittelbar zur richtigen Erkenntnis kommt, daß Vitamine fehlen, nämlich dann,
wenn durch Verabreichung von Vitaminpräparaten eindeutige
Besserung eintritt.

Die zahlreichen *latenten Avitaminosen* aufzuzählen, wäre
zu schwierig und weitschweifig. Hingewiesen sei nur nochmals auf die *allgemeine Anfälligkeit gegenüber anderen
Krankheiten*, besonders gegenüber Infektionen. Zahlreiche
statistische Untersuchungen haben eindeutig ergeben, daß ein
vitaminarm ernährter Körper nur wenig widerstandsfähig ist.
Dabei bildet sich vielfach ein Kreislauf von Folgevorgängen
heraus. Wird z. B. ein vitaminarmer Organismus von einer
Infektion befallen, so tritt nun infolge der gesteigerten Stoff-
wechselprozesse ein größerer Verschleiß an Vitaminen ein
und verschlimmert damit den anfänglichen Vitaminmangel
noch beträchtlich mehr.

Man hat ferner gefunden, daß bei Vitaminarmut die *Sterblichkeit* auf das Dreifache *steigen* kann, ohne daß vorher ausgesprochene Mangelkrankheiten ausbrechen. Oft sind auch

Verdauungsstörungen die Folge einer gewissen Vitaminarmut (Diarrhöen und Obstipationen infolge mangelhafter Sekretion der Verdauungssäfte). Weiterhin ist die Ausbildung der Drüsen und die *Hormonbildung* vielfach unvollkommen und kann zu anderen Erkrankungen Veranlassung sein. *Mangelhafte Ausbildung und Erhaltung der Zähne* als Folge von Vitaminarmut ist nach dem früher Gesagten leicht verständlich. Hier sind alle wichtigeren Vitamine von Bedeutung.

Als weitverbreitete Vitaminmangelkrankheit wurde auch die sogenannte *Frühjahrsmüdigkeit* erkannt. Die im Verlaufe des Winters vielfach eintretende Vitaminverarmung führt zu einer Art Erschöpfungszustand wichtiger Organe, der sich meist als Müdigkeit und Teilnahmslosigkeit äußert. Ausreichende Versorgung mit frischen Gemüsen, Obst u. a., insbesondere von Vitamin-C-haltigen, führt rasch zur Besserung.

Recht verbreitet ist bei Frauen ein gewisser Vitamin-E-Mangel, ohne daß es dabei zu besonderen Krankheitssymptomen kommt. Die unzureichende Versorgung zeigt sich in der *Neigung zu Aborten*. Erst die regelmäßige Verhinderung dieses volksschädigenden Vorgangs durch Vitamin-E-Konzentrate bei einer größeren Anzahl von Frauen hat die näheren Zusammenhänge aufgedeckt, so daß der Arzt heute vielfach in der Lage ist, das vorzeitige Ausstoßen der Frucht zu verhindern.

Auf die übrigen Hypovitaminosen können wir hier nicht eingehen.

B. Die Vitamine als Heilmittel.

Es ist selbstverständlich, daß in Fällen offenkundigen Vitaminmangels eine Besserung des Krankheitszustandes mit Vitaminen versucht und auch erreicht wird, sei es nun mit besonders vitaminreicher Kost, sei es mit Vitaminpräparaten industrieller Herkunft. Welchen Weg der Arzt einschlägt, hängt von den näheren Umständen ab. Über die Heilung derartiger manifester Avitaminosen brauchen wir nichts weiter zu berichten; denn sie bedeuten ja grundsätzlich nichts Neues. Auch die Heilungen von latenten Avitaminosen sind nicht

64

typisch für das, was in diesem Kapitel zu zeigen beabsichtigt ist. Um so mehr soll hier von Erfahrungen die Rede sein, die man bei der *Behandlung von selbständigen, mit den typischen Mangelkrankheiten oft nur in losem Zusammenhange stehenden Krankheiten* gesammelt hat, wobei also das Vitamin mehr die Rolle eines Heilmittels im üblichen Sinne spielt. Zwar sind die Vitamine keine gewöhnlichen Arzneien; denn sie sind dem Körper — im Gegensatz zu diesen — nichts Fremdes, sondern etwas physiologisch völlig Vertrautes, weil sie ja ein normaler Bestandteil der Zellen sind. Anders die Arzneien im üblichen Sinne! Sie sind zellfremd und durchwegs mehr oder minder starke Gifte; zwar nicht derart, daß sie unbedingt nachhaltige Giftwirkung besitzen, aber doch in dem Sinne, daß die einmalige Einnahme größerer Mengen zum Tode führen kann. Beispiele dafür anzugeben ist wohl kaum nötig. Diese Gefahr besteht bei den Vitaminen so gut wie nicht. Man kann mit einem Vitaminpräparat kaum Selbstmord begehen! Nach dem Gesagten kann man die Vitamine am ehesten *mit natürlichen Heilstoffen vergleichen*, wenn auch nicht mit vollem Recht, da auch letztere keine normalen Bestandteile der tierischen Zelle sind. *Vitamine sind also Arzneien ganz besonderer Art!*

Die Verwendung in diesem Sinne ist ganz neuartig und erst möglich, seitdem man die einzelnen Vertreter in fast beliebigen Mengen gewinnen kann. Im folgenden soll an Hand einiger Beispiele das Grundsätzliche dessen hervorgehoben werden, wie man die Vitamine zur „unspezifischen" Therapie verwenden kann.

Vom *Vitamin A* wissen wir, daß es besondere Funktionen in den Zellen der Haut zu erfüllen hat. Diesen Aufgaben wird es auch gerecht, wenn es nicht den Weg durch den Verdauungskanal nimmt, sondern äußerlich angewandt wird. Die Zelle nimmt es also unmittelbar auf und verwertet es. Auf diese Tatsache ist z. B. wahrscheinlich die erfolgreiche Verwendung von Lebertran-Wundverbänden bei flächenhaften Wunden (wie Verbrennungen), bei welchen also viele Epithelzellen neu gebildet werden müssen, zurückzuführen. Man hat den Effekt an Hand von Tierversuchen eingehend geprüft,

indem man ein und demselben Tier unter den gleichen Bedingungen zwei möglichst gleiche Wunden beibrachte und
nun die eine mit Vitamin-A-haltigem Lebertran behandelte,
die andere aber ohne Lebertran bei sonst gleicher Behandlung

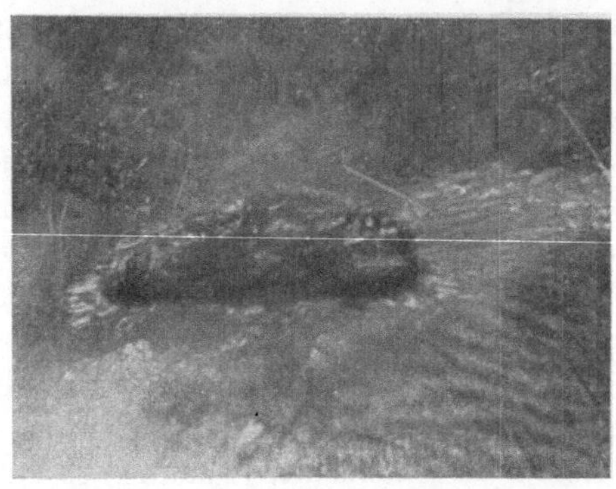

Abb. 20 a. Heilung künstlicher Wunde durch Lebertran-Salbe.

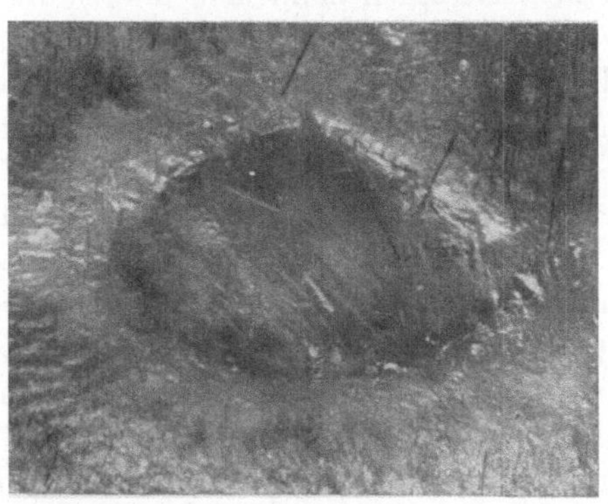

Abb. 20 b. Kontrollwunde am gleichen Tier zu demselben Zeitpunkte.
(Nach v. Drigalski.)

ausheilen ließ. Die beiden folgenden Abbildungen demon-
strieren die Wirkung sehr schön. Bei der mit Lebertran be-
handelten Wunde ist die Wundfläche in der gleichen Zeit
bedeutend geringer geworden. Außer dem Vitamin A spielen
dabei allerdings auch ungesättigte Fettsäuren eine Rolle, die
man als Vitamin F bezeichnet.

66

Weiterhin hat man Augenentzündungen durch Verabreichung von wässerigen Karotinemulsionen günstig beeinflussen können, besonders Infektionen leichterer Art. Auch hier wirkt das Karotin unmittelbar auf die Zellen, ohne erst den Weg durch den Magendarmkanal zu nehmen.

Rachitis ist in Europa weit häufiger als Augendarre, die *Vitamin-D-Therapie* daher weit wichtiger. Wir haben schon erfahren, daß die *Verhütung* auf zwei Arten möglich ist: einmal durch Sonne und dann durch D-reiche Nahrung, insbesondere Lebertran oder fabrikmäßig hergestelltes Vitamin D (vgl. die „*Vigantol-Aktion*" der deutschen Gesundheitsbehörden!). Man wird am besten beide Schutzmaßnahmen vereinigen.

Als Heilmittel wendet man das D-Vitamin bei nichtrachitischen Krankheiten dort an, wo der Kalk- und Phosphorstoffwechsel gestört ist. Sehr lehrreich ist z. B. die erfolgreiche Behandlung einer Tetanie, die sich bei einer Frau im Anschluß an eine Kropfoperation eingestellt hatte. Da nämlich auch die Nebenschilddrüse entfernt worden war, das Nebenschilddrüsenhormon aber, wie beim Krankheitsbild der Rachitis schon erwähnt, neben dem D-Vitamin den Kalk- und Phosphorstoffwechsel regelt, versuchte man den Verlust der Organfunktion durch Verabreichung von D-Vitamin auszugleichen. Der Erfolg war überraschend: die krampfhafte Haltung der Hände, die Krämpfe in den Waden und in der übrigen Muskulatur, besonders aber die Schluckkrämpfe wurden weitgehend gebessert. Dauernd hielt diese Besserung allerdings nur an, wenn immer Vitamin D verabreicht wurde.

Da viele Tetanien mit einer Kalkverarmung einhergehen, das D-Vitamin aber *Kalk „mobilisiert"*, ist ihre Behandlung mit D ziemlich allgemein geworden, auch wenn keine Anzeichen einer Verwandtschaft mit der Rachitis oder der rachitischen Tetanie bestehen.

Tuberkulose ist oft von einem Absinken des Ca- und P-Stoffwechsels begleitet. Im Zusammenhang mit der sonstigen diätetischen Behandlung konnten in solchen Fällen mit Vitamin D (neben der Hebung des Ca- und P-Spiegels) auch Besserungen allgemeiner Art beobachtet werden. Es sei aber betont, daß Vitamine nicht allgemein als Tuberkuloseheilmittel anzusehen sind.

Vitamin D kann man noch anwenden, wenn es sich um die vorübergehende Förderung von Verkalkungsprozessen handelt. Hierher gehört z. B. die *Heilung von Knochenbrüchen*, bei der das Zusammenwachsen der beiden Teile durch Ansetzen neuer Knochensubstanz geschieht. Man beobachtet oft bei älteren Leuten eine sehr langsame und unvollständige Heilung von Knochenbrüchen, wogegen die Heilung bei jüngeren Personen im allgemeinen sehr glatt vor sich geht. Wird jenen Vitamin D verabreicht, so erfolgt die Heilung bedeutend rascher.

Weitere, mit Rachitis in gar keinem Zusammenhang stehende Krankheitserscheinungen, die durch Vitamin D öfters geheilt wurden, sind die „nässenden Ekzeme" (Ausschläge) von Kindern. Angeregt wurde man zu dieser Behandlung durch die Tatsache, daß oft kalkhaltige Präparate helfen. Man „mobilisierte" nun das Kalzium des Körpers durch Vitamin D mit dem gleichen Erfolg.

Die Beziehungen des *Vitamins B_1* zum Nervensystem haben es nahegelegt, dieses Vitamin klinisch auch da anzuwenden, wo *nervöse Störungen ohne erkennbare spezifische B_1-Mangelsymptome* vorliegen, z. B. bei Vergiftungen, bei Neuralgien, gewissen Lähmungen, bei Verlust der Darmperistaltik u. a.

Sehr gute Erfolge hat man weiterhin bei im Wachstum zurückgebliebenen Kindern mit Vitamin B_1 gehabt. In ganz ähnlicher Weise wirken allerdings auch andere Vitamine, insbesondere A.

Die Tatsache, daß bei den verschiedenen Vitamin-B- und C-Mangelerkrankungen *Blutarmut* auftritt, hat Veranlassung gegeben, die Wirkung dieser und anderer Vitamine ganz allgemein bei Blutarmut zu prüfen. Es hat sich gezeigt, daß nicht nur natürliche Vitamine in konzentrierter Form, sondern auch reine synthetisch gewonnene in der Lage sind, das Allgemeinbefinden zu bessern und die Blutbildung zu fördern, so daß man zu einiger Hoffnung berechtigt ist.

Ein besonders wichtiges Gebiet für die Anwendung der

Vitamine hat sich bei *Blutungen* verschiedenster Art eröffnet. Die starken Blutungen bei Skorbut infolge der Gefäßwandschädigungen lassen sich, wie bereits angeführt, durch Vitamin C und Vitamin P beheben. Eigentümlicherweise wurde nun Vitamin C mit gutem Erfolg auch bei der *Bluterkrankheit (Hämophilie)* angewandt, obwohl diese mit Skorbut kaum etwas zu tun hat. Es sind in diesem Falle allerdings beträchtliche Vitamin-C-Mengen notwendig, um die Blutungen zum Stillstand zu bringen. Dabei wird berichtet, daß die Blutgerinnungszeit typischer Bluter durch Vitamin C von 70 auf 5 Minuten herabgedrückt wurde. Wenn man bedenkt, in welcher Gefahr diese Kranken oft schweben und wie einfach eine solche Vitamin-C-Injektion ist, dann bekommt man einen ungefähren Begriff von der Bedeutung dieser Anwendung des C-Vitamins.

Lediglich als Beispiel sei noch erwähnt, daß Vitamin C neuerdings sehr häufig zur Erhöhung der Widerstandskraft gegenüber Infektionen verabreicht wird.

Besonderer Beachtung zur Stillung von Blutungen erfreut sich das Vitamin K, von dem wir wissen, daß es die Bildung der Blutgerinnungsstoffe bedingt und damit die Gerinnungsfähigkeit stark fördert. Der Arzt verwendet es mit Vorliebe in den Fällen, wo starke Blutungen zu erwarten sind, und setzt damit die Verblutungsgefahr herab.

Es ist aus den beschriebenen Beispielen klargeworden, daß die nicht oder nur bedingt spezifische Therapie mit Vitaminen nicht ganz wahllos und willkürlich geschieht; denn es waren doch stets gewisse Analogieschlüsse zu den Avitaminosen möglich gewesen. Auch für weitere neuartige Anwendungen wird dies unerläßlich sein! Ebenso unerläßlich ist vor der Verordnung eines Vitamins in hohen Dosen aber auch die Prüfung, ob die übrigen Umstände dies erlauben.

Das beste Heilmittel aber ist und bleibt stets die *Vorbeugung.* Es erhebt sich somit die Forderung, den Körper *besonders dann* reichlich mit Vitaminen zu versehen, *wenn ein gesteigerter Bedarf* zu erwarten ist. Da dies nicht immer mit Hilfe unserer natürlichen Nahrung möglich ist, muß der Arzt in vielen Fällen die Vitamine in konzentrierter Form anwenden, damit die Wirkung genügend rasch und kräftig einsetzt. Derartige hochkonzentrierte, in ihrer Wirksamkeit genau bekannte Vitaminpräparate stellt die pharmazeutisch-chemische Industrie fast aller Länder in reichlichem Ausmaß dar, so daß wir eher an Überfluß als an Mangel leiden. Es muß aber aufs schärfste betont werden, daß die *Anwendung von hochkonzentrierten Vitaminpräparaten industrieller Herkunft im allgemeinen dem Arzt anvertraut werden muß.*

C. Die Vitamine als Stoffe.

Wie der Ernährungsphysiologe und der Chemiker die Vitamine sehen.

Die Zeit unmittelbar nach der Erkennung der Mangelkrankheiten war im wesentlichen mit der näheren Erforschung ihrer Eigenart ausgefüllt. Als Ergebnis dieser (im großen ganzen abgeschlossenen) Entwicklung haben wir im vorangehenden Abschnitt eine Reihe von „Ausfallserscheinungen" kennengelernt, die einer Vielzahl von Vitaminen zuzuordnen ist. An diese erste Epoche schloß sich — jedoch ohne allzu scharfe zeitliche Trennung — eine Arbeitsrichtung an, die sich *die Erforschung der stofflichen Natur der Vitamine* zum Ziel gesetzt hat. Diese Aufgabe zu lösen, ist Sache des Chemikers, und man kann sagen, daß er sie nicht nur gelöst, sondern darüber hinaus noch weit mehr geleistet hat, so daß er zur Zeit wahre Triumphe feiern kann; denn ihm verdanken wir die Möglichkeit, tiefer in das Wesen und die Wirkungsweise der Vitamine einzudringen, weil er den Arzt in die Lage versetzt hat, mit fast unbegrenzten Mengen zu experimentieren.

Die Einteilung unserer Darstellung geschah entsprechend dieser geschichtlichen Entwicklung, weil damit die beste Verständlichkeit gewährleistet schien. Haben wir also bis jetzt die Krankheitserscheinungen kennengelernt, so sollen im folgenden Teil die Vitamine als solche, als Stoffe, im Mittelpunkt stehen.

Vorkommen und Bestimmungsmethoden. Zunächst wird das *Vorkommen in der Natur* unsere Aufmerksamkeit erfahren; denn der Bedarf unseres Körpers an diesen lebenswichtigen Stoffen ist ja nicht nur eine akademische Frage, sondern hat auch für das tägliche Leben die allergrößte Bedeutung. Im Zusammenhang damit interessiert uns dann die Art und Weise, wie man nach Vitaminen sucht und wie man sie mengenmäßig bestimmt. Die sich daraus ergebenden Fragen nehmen in der Vitaminlehre einen breiten Raum ein; denn es handelt sich darum, einwandfreie Methoden *zum Nachweis und zur Bestimmung* der Vitamine zu besitzen. Anfangs standen dazu nur Tiere zur Verfügung. Erst als man begann, die Chemie der Vitamine zu beherrschen, konnte man neben diesen „*biologischen*" Methoden auch „*chemische*" heranziehen. Diese haben gegenüber jenen den Vorzug der rascheren und billigeren Durchführbarkeit innerhalb weniger Stunden, während die biologischen Methoden Wochen oder gar Monate und zahlreiches Tiermaterial benötigen. Der Tierversuch wird allerdings dadurch nicht vollkommen ersetzt, sondern auch weiterhin Grundlage aller Vitaminbestimmungen bleiben.

Um die von den einzelnen Forschern zu verschiedenen Zeiten an verschiedenen Orten gewonnenen Ergebnisse vergleichen zu können, war man genötigt, bestimmte *Vitamineinheiten* aufzustellen, in ähnlicher Weise, wie z. B. das internationale Maß- und Gewichtssystem geschaffen wurde. Für die Vitamine hat man anfangs die Versuchstiere als Grundlage der Bestimmungsmethoden und der Einheiten gewählt. Es wurde beispielsweise bei der gleichen Tierart an möglichst gleichartigen Individuen und unter möglichst übereinstimmenden Versuchsbedingungen (Ernährung usw.) ein ganz bestimmter, genau festgelegter Grad der Avitaminose erzeugt und nun als Einheit diejenige Menge vitaminhaltiger Substanz festgelegt, die diesen Mangelzustand gerade ausheilen kann. Das mußte natürlich an einer größeren Zahl von Tieren geschehen. Dadurch kann man zwar angeben, wieviel Gramm des untersuchten Materials dieser Einheit entsprechen, mit anderen Worten, in welcher Nahrungsmenge die „Vitamineinheit" enthalten ist, über die tatsächlich vorhandene Menge des Stoffes „Vitamin" aber gar nichts aussagen. — Statt der Heilwirkung wird zur Festlegung von Einheiten auch die Schutzwirkung benützt. Man geht dabei so vor, daß man einer größeren Anzahl möglichst gleicher Tiere die gleiche avitaminotische Kost gibt, einem Teil aber verschiedene Mengen des zu untersuchenden Materials zulegt. Diejenige geringste Menge dieses Materials, die den Ausbruch der Krankheit gerade verhindert, entspricht wiederum einer Einheit. „Schutzeinheit" und „Heileinheit" sind aber ganz verschieden, auch bei vollkommen gleichen Tieren: die kurative (Heil-) Einheit ist meist wesentlich höher als die prophylaktische (vorbeugende). Da somit je nach Tierart und Krankheitssymptom andere Zahlen erhalten werden, muß man den angewandten „Test" genau angeben. Man spricht also von einem kurativen Rattenwachstumstest oder von einer prophylaktischen Meerschweincheneinheit. Wir wollen dies an einem Beispiel erläutern: Butter und Lebertran enthalten das fettlösliche Wachtumsvitamin A. Um den Gehalt beider zu bestimmen, ging man nun so vor, daß man junge Ratten bis zu einem Gewicht von 40—50 g mit Vitamin-A-haltiger Zuchtdiät fütterte und von nun an auf die A-Mangeldiät setzte, bis das Gewicht für 1—2 Wochen gleichblieb. Nun legte man einzelnen Gruppen verschiedene Mengen der Butter bzw. des Lebertrans zu und bestimmte mehrere Wochen hindurch das Gewicht der einzelnen Tiere. Die Gewichtszunahme war je nach der verabreichten Menge bei den einzelnen Gruppen verschieden. Neben den Kontrolltieren, die gar kein A-Vitamin erhielten und stark *abnahmen*, waren solche, die wenig, und solche, die viel *zunahmen*. Beim Vergleich der verabreichten Mengen Lebertran und Butter ergab sich, daß gleiche Dosen etwa das gleiche Gewichtswachstum verursacht hatten. Demnach müssen Butter und Lebertran etwa gleiche Mengen A-Vitamin enthalten. *Die Einheit* wurde nun *folgendermaßen festgelegt:* „Eine *kurative Wachstums-Ratteneinheit* ist diejenige Menge Lebertran, die bei täglicher Verabreichung genügt, um bei der Mehrzahl der (in den Versuch eingesetzten) Ratten innerhalb 35 Tagen eine Gewichtszunahme von 15 g zu gewährleisten" (Scheunert). Sie beträgt rund 2 mg (Tausendstelgramm) Lebertran. Die Absolutmenge des Vitamins in diesen 2 mg Lebentran ist damit aber nicht erfaßt. Sie kann erst dann angegeben werden, wenn das Vitamin in vollkommen reiner Form vorliegt. Ist dies der Fall, dann wird festgestellt, wieviel Milligramm des reinen Vitamins die genannte Wachstumswirkung haben, also der Einheit entsprechen. Daraus kann man den Gehalt des Materials an Vitamin mit Hilfe des Tierversuchs unmittelbar angeben (vgl. auch unter Vitamin A!). Da die Tiereinheiten in gewissen Grenzen schwanken, wurden später andere Einheiten geschaffen, denen die reinen Vitamine zugrunde liegen (internationale Einheiten). Auf sie werden wir an Hand eines Beispiels noch zurückkommen.

Theoretisch betrachtet ist jede einzelne durch einen Vitaminmangel erzeugte Krankheitserscheinung als Grundlage eines solchen Testes geeignet. Praktisch hat man sich aber auf einige wenige beschränken müssen.

Die neben diesen biologischen Methoden bestehenden chemischen sind in der Hauptsache Farbmessungen. Entweder mißt man die Eigenfarbe der Vitamine oder man erzeugt aus den Vitaminen auf chemischem Wege Farbstoffe, deren Farbstärke ein Maß für die vorhandene Vitaminmenge darstellt. Sind einmal die mengenmäßigen Beziehungen zwischen Farbintensität und beispielsweise den Tiereinheiten festgelegt, dann können wir auf einfache Weise von den gemessenen Farbstärken auf den Vitamingehalt schließen. Es ist nun verständlich, daß solche chemischen und physikalischen Methoden die biologischen an Einfachheit übertreffen. Man muß nur Sorge tragen, daß die chemische Reaktion spezifisch ist, daß also nicht andere anwesende Stoffe etwa die gleiche Farbe geben, ohne Vitamin zu sein. Grundsätzlich andere Methoden werden wir im Einzelfall noch kennenlernen; sie beruhen meist darauf, daß einige Vitamine durch Oxydationsmittel leicht angegriffen werden.

Chemische Kennzeichnung.

Der Chemiker trachtet vor allem nach der *Reindarstellung der Vitamine in kristallisiertem Zustand.* Was hat diese aber für einen Zweck? Genügt es nicht zu wissen, *wo* und *in wel-*

cher Menge die lebenswichtigen Stoffe vorkommen und welche wichtigsten Eigenheiten sie besitzen?

Nun, hier ist zunächst daran zu erinnern, daß erst der Besitz der reinen Stoffe die Aufklärung verschiedener „komplexer" Avitaminosen gebracht hat und wahrscheinlich auch weiterhin noch bringen wird. Ferner ist es für die therapeutische Verwendung wichtig, reine Präparate in konzentrierter Form zu besitzen, weil der Arzt damit besser arbeiten kann. Das letzte und wichtigste Ziel der Reindarstellung aber ist die Aufklärung des chemischen Aufbaus als Vorarbeit zu der künstlichen Herstellung im Laboratorium, der Synthese, unabhängig von der Pflanze. Wir werden hören, daß dies bereits in vielen Fällen verwirklicht worden ist.

Die Reindarstellung der Vitamine in kristallisierter Form war besonders schwierig und ist auch heute noch nicht in allen Fällen durchgeführt. Das liegt nicht zuletzt daran, daß ihre Menge in den Rohmaterialien im Verhältnis zu den Begleitstoffen sehr gering ist. Zwar erscheint die Aufgabe auf den ersten Blick nicht anders als die, aus Zuckerrüben (kristallisierten) Rübenzucker zu machen, aber einige Zahlen belehren uns doch eines anderen. 1 kg Zuckerrübe enthält etwa 200 g Zucker, 1 kg Hefe aber nur 0,001 g Vitamin B_1 und 1 l Kuhmilch nur 0,001 g Vitamin B_2. Trotz dieser hohen Verdünnung sind die Vitamine B_1 und B_2 und zahlreiche andere kristallisiert erhalten worden und können heute im großen hergestellt werden.

Zur *genauen stofflichen Kennzeichnung* der reinen, nicht aber der Rohvitamine, stehen uns die Methoden der organischen Chemie zur Verfügung. Neben der schon erwähnten *Löslichkeit*, mit der man in bestimmten Fällen Stoffe kennzeichnen kann, ist für jede organische Substanz der *Schmelzpunkt* oder der *Siedepunkt* ein sicheres Kriterium. Man versteht unter dem ersteren die Temperatur, bei der ein fester Körper schmilzt, also in den flüssigen Zustand übergeht, unter dem letzteren diejenige, bei welcher ein flüssiger siedet.

Neben diesen „Konstanten" ist die genaue *Farbe* der organischen Substanzen ein gutes Hilfsmittel zu ihrer Kennzeich-

nung. Die normale Farbe eines Stoffes — gleichgültig, ob er
fest, flüssig, gelöst oder gasförmig vorliegt — beruht darauf,
daß er aus dem zusammengesetzten weißen (Sonnen-) Licht
bestimmte (eben für ihn charakteristische Anteile) zurückhält
(„absorbiert"), so daß das ihn verlassende Licht in unserem
Auge nicht mehr als Weiß, sondern als „Farbe" erscheint.
Die „Farbe" ist also davon abhängig, welche Lichtstrahlen
von dem Stoff zurückgehalten werden. Man kann daher statt
der Farbe die Art der „Lichtabsorption" eines Körpers angeben. Wenn wir die Bestandteile des zusammengesetzten
weißen Lichtes gesondert prüfen, das heißt, wenn wir die Intensität der Absorption jeweils für Lichtstrahlen von bestimmter Wellenlänge messen und das Ergebnis in geeigneter Weise
aufzeichnen, dann bekommen wir Kurven, die man als *Absorptionskurven* oder auch als *Absorptionsspektren* bezeichnet. Nun sind aber viele für unser Auge farblose Stoffe in
Wirklichkeit nicht ohne Eigenfarbe. Diese liegt nur in einem
Teil des Spektrums, auf den unser Auge nicht anspricht, nämlich im ultravioletten, weil auch die Absorption solcher Stoffe
in diesem kurzwelligen Teil des Spektrums liegt. Sie ist ebenso
spezifisch wie die im Sichtbaren, die Absorptionsspektren besitzen also hier die gleiche Spezifität wie dort. — Die Ermittlung der Absorptionskurven war bei den Vitaminen von ganz
besonderer Bedeutung, weil sie nämlich ein ausgezeichnetes
Hilfsmittel zur Bestimmung der Reinheit von Vitaminpräparaten darstellt. Hat man nämlich die charakteristische „Farbe"
eines bestimmten Vitamins einmal erkannt, dann kann es mit
Hilfe dieser ziemlich einfachen Methode auch in unreinen
Lösungen qualitativ und quantitativ erfaßt werden. Man muß
zu diesem Zweck allerdings einmal ein unbedingt reines und
einheitliches Präparat gemessen haben.

Neben der Messung der Farbe haben wir ein weiteres,
kaum seltener anwendbares Hilfsmittel in der sog. *optischen
Aktivität*. Manche Stoffe haben nämlich die Eigenschaft, die
Schwingungsebene eines in bestimmter Weise „gerichteten"
(„polarisierten") Lichtstrahles zu drehen. Man drückt das
Maß dieser Ablenkung als *spezifische Drehung* aus. Die
optisch aktiven Stoffe sind alle durch die spezifische Drehung

gekennzeichnet. Die Schwingungsebene des polarisierten Lichts kann nach zwei Richtungen abgelenkt werden; man unterscheidet demgemäß zwischen positiver (+) oder Rechts- und negativer (−) oder Linksdrehung. Die Ursache für dieses verschiedene Verhalten gegenüber polarisiertem Licht liegt im Feinbau der Moleküle begründet (s. u.). Naturstoffe sind häufig optisch aktiv, auch von den Vitaminen sind es mehrere.

Die Aufklärung der *Konstitution oder Struktur*, das heißt die Festlegung der am Aufbau des Moleküls beteiligten Atome und ihrer gegenseitigen Zuordnung und Verknüpfung, hatte vor allem mit der Schwierigkeit zu kämpfen, daß meist zuwenig Material in reiner Form zur Verfügung stand. Dessenungeachtet ist auch diese Aufgabe weitgehend gelöst worden. Ihr Ergebnis ist in den Formelbildern niedergelegt, ohne die die organische Chemie einmal nicht auskommt.

Ehe wir auf diese näher eingehen, wollen wir uns über einige Begriffe des Chemikers Klarheit verschaffen! Die gesamte uns bekannte Materie läßt sich vom chemischen Standpunkt aus in zwei große Gruppen einteilen, nämlich in zusammengesetzte, zerlegbare „chemische Verbindungen" und in einfache, nicht zerlegbare „Grundstoffe oder Elemente". Weitaus die meisten Stoffe, besonders in der belebten Natur, sind chemische Verbindungen. Elemente sind z. B. der Sauerstoff und der Stickstoff der Luft, ferner Schwefel, Phosphor und vor allem die Metalle, also Gold, Silber, Kupfer, Eisen, Zinn usw. Wenn wir eine chemische Verbindung zerlegen, erhalten wir schließlich die Elemente; so entsteht aus Wasser durch Zerlegung Sauerstoff und Wasserstoff und aus Kohlensäure Sauerstoff und Kohlenstoff. Der Chemiker hat sich für jeden Grundstoff ein einfaches Zeichen ausgesucht. So ist H = Wasserstoff, O = Sauerstoff, C = Kohlenstoff, N = Stickstoff usw. In dieser Schreibweise bedeuten die Zeichen gleichzeitig das kleinste selbständig mögliche Teilchen eines Grundstoffes, das *Atom*. Das kleinste selbständige Teilchen einer chemischen Verbindung, das *Molekül*, entsteht nun durch Verknüpfung von Atomen. Auch dafür wurden Zeichen geschaffen. Als Beispiel sei das Wasser erwähnt. Es wird in dieser Zeichensprache folgendermaßen aus-

gedrückt: H—O—H, d. h. also, in einem Molekül Wasser
sind zwei Atome Wasserstoff (H) mit einem Atom Sauerstoff (O) verbunden zu einem neuen Stoff, der ganz andere
Eigenschaften besitzt als ein einfaches Gemisch der beiden
Gase Wasserstoff und Sauerstoff. — So wie in diesem einfachsten Fall sucht der Chemiker von allen anderen Verbindungen solche „Strukturformeln" aufzustellen. — Man
unterscheidet anorganische und organische Verbindungen.
Letztere sind — einfach gesagt — Verbindungen des Kohlen-
stoffs.

Wenn wir einige allgemeine Ergebnisse der Konstitutionsermittelung hier vorausnehmen dürfen, so sei zunächst betont, daß die Vitamine (wie die Mehrzahl der organischen
Substanzen) nur aus wenig Elementen aufgebaut sind. Ihre
Zusammensetzung ist meist sogar sehr einfach. Sie ent-
täuschen in dieser Hinsicht vielleicht etwas; denn nichts
lag zunächst näher als die Annahme, daß so lebenswichtige
Stoffe sich in der *Art* ihrer Atome und Moleküle auffällig von
den anderen Nahrungsstoffen unterscheiden würden. Es ist
aber genau wie bei den übrigen organischen Körpern, daß
nicht die Art, sondern die besondere Verknüpfung der Atome
den stofflichen Charakter ausmacht. Trotzdem die organische Chemie heutzutage über ein ausgedehntes System von
Verbindungen verfügt, wurden unter den Vitaminen ganz
neuartige Körperklassen entdeckt, die bisher unbekannt waren.

Durch die Feststellung der Art der Atome und ihrer Bin-
dungsweise, also durch die Festlegung der „Konstitution", ist
eine Eindeutigkeit nicht immer gewährleistet. Manchmal gilt
es noch, die räumliche Anordnung der Atome genauer festzulegen, es gilt, „die *Konfiguration* zu bestimmen". Dies ist
nur bei einer gewissen Anzahl von chemischen Verbindungen
nötig, zu denen besonders diejenigen Naturstoffe und Vitamine gehören, die die Ebene des polarisierten Lichtes drehen.
Sie gehören im allgemeinen paarweise so zusammen, daß Löslichkeit, Schmelzpunkt und andere Eigenschaften überein-
stimmen, die Ebene des polarisierten Lichtes aber um genau
den gleichen Winkel entgegengesetzt gedreht wird, und werden
optische Antipoden genannt. Außer dieser Art von „Stereo-

isomerie" gibt es noch eine weitere bei Verbindungen mit Doppelbindungen. Sie spielt z. B. beim Vitamin A, D oder K eine Rolle. Die Ursache dafür, daß bei gegebener Struktur mehrere Konfigurationen möglich sind, liegt in gewissen Eigenheiten der die Atome zusammenhaltenden ("Bindungs"-) Kräfte, auf die wir aber nicht weiter eingehen können. Wichtiger ist hier, daß das biologische Verhalten solcher "stereo-isomerer" Körper (das heißt Verbindungen mit gleicher Struktur, aber verschiedener Konfiguration) oft ganz verschieden ist. Die Reaktionsfähigkeit der Zelle auf diese feinen Unterschiede im Molekül ist besonders bemerkenswert.

Das letzte Ziel der Konstitutionsermittelung ist der künstliche Aufbau, die *Synthese*. Von den Vitaminen kann man bis jetzt etwa 10 vollkommen aufbauen; bei weiteren gelingt die Synthese teilweise. Der künstliche Aufbau von Naturstoffen durch den Chemiker muß folgerichtig dazu führen, daß die Pflanze eines Tages als Erzeugerin mehr oder minder überflüssig wird. So haben z. B. die Indigopflanze, die Krappwurzel und manche andere jegliche Bedeutung verloren, weil die Farbstoffe billiger im chemischen Betrieb hergestellt werden. Trotzdem ist kaum zu befürchten, daß die Pflanze in absehbarer Zeit für uns entbehrlich wird; denn wir können bis heute nur den allergeringsten Teil von dem künstlich aufbauen, was sie uns an lebensnotwendigen Stoffen liefert.

Das Epithelschutzvitamin A (Axerophtol).

Chemische Individuen, die imstande sind, die Symptome des Vitamin-A-Mangels (Nachtblindheit, Augendarre, Scheidenverhornung, Wachstumsstillstand u. a.) zu beheben, gibt es mehrere. Trotzdem bleibt die Forderung unserer Vitamindefinition, die Spezifität, gewahrt; denn alle chemisch vom Vitamin A verschiedenen Schutzstoffe gehen im Körper in dieses oder eine ähnliche Verbindung über. Die Provitamine genannten Stoffe sind unter sich und mit dem Vitamin selbst nahe verwandt, so daß der Übergang in das Vitamin leicht vor sich gehen kann. In der Tatsache, daß Mensch und Tier außer dem fertig gebildeten Vitamin auch andere, allerdings nahe verwandte Stoffe verwenden können, ist eine Sicherheitsmaßnahme der Natur zu erblicken, die eine gute Anpassung an verschiedene Lebensumstände gewährleistet. Die physiologische Wirkung der Provitamine A wurde erst vor 13 Jahren entdeckt, die Wachstumswirkung des Vitamins A ist seit Anfang der Vitaminlehre bekannt. In jüngster Zeit will man noch ein zweites, fertig gebildetes A-Vitamin entdeckt haben, dem man den Namen A_2 gegeben hat. Vitamin und Provitamine kommen fast immer getrennt vor; nur ausnahmsweise trifft man sie zusammen. *Die Provitamine (Karotine) sind rein pflanzlicher Herkunft, das Vitamin selbst findet sich nur im Tierkörper.*

Vorkommen und Bestimmung des A-Vitamins.

Die am längsten bekannte Quelle für das A-Vitamin ist die Vollmilch bzw. die Butter. Beide haben ihre Bedeutung in der menschlichen Vitaminversorgung bis heute gewahrt. Die Milch insbesondere ist für das Kind eine der wichtigsten A-Quellen. Besonders Vitamin-A-reich ist Fischlebertran, wie überhaupt die Leber bei allen Tieren der Hauptspeicherungsort für das A-Vitamin ist. Sie enthält auch bei den Landtieren durchschnittlich 90 bis 95% des gesamten Vorrates. Eine Ochsenleber enthält aber nur ungefähr den 100. Teil dessen, was in einer Dorschleber vorliegt. Doch findet man auch bei Fischlebern bedeutende Unterschiede. Als besonders reich sind z. B. Heilbutt- und Makrelenleber bekannt. Die Auffindung dieser besonders A-reichen Fischlebern hat die Reindarstellung des A-Vitamins, die in England, USA. und in der Schweiz ausgeführt wurde, überhaupt erst ermöglicht; denn mit dem A-ärmeren Dorschlebertran war es vergeblich gewesen. Die eigentliche Quelle dieses tierischen Vitamins ist aber die Pflanze, welche die Provitamine aufbaut. Das Tier ist ja zu einer Synthese nicht befähigt, es kann nur die Provitamine umwandeln. Die Fleischfresser „sparen“ sich auch diese Arbeit und nehmen das Vitamin A fertig auf. Die Katze und der Raubfisch Gobius niger können z. B. das pflanzliche Karotin nicht umwandeln, sondern müssen fertiges Vitamin beziehen. Das in den Fischlebern gespeicherte Vitamin A stammt letzten Endes aus der Meeresflora, dem pflanzlichen „Plankton", im besonderen aus einer Kieselalge. Aus ihr gelangt es nach mehreren Zwischenpassagen über Kleintiere und Fische schließlich in die Leber der größeren Raubfische.

Der Gehalt der tierischen Erzeugnisse, wie Milch und Butter, wechselt sehr stark mit der Nahrung und ist im Winter infolge karotinarmen Futters meist geringer.

Im allgemeinen liegt Vitamin A im Tier in chemisch abgewandelter Form vor, nämlich in Verbindung mit Fettsäuren, als sog. „Ester". In dieser Form wird es vom Säugetier und Menschen besonders leicht aufgenommen („resorbiert").

Biologische Bestimmungsmethoden für Vitamin A gibt es in großer Auswahl, da auch die Zahl der Krankheitserscheinungen bei A-Mangel sehr groß ist. Von ihnen seien als einfachste die Heilung der Kolpokeratose (Scheidenverhornung) und der Wachstumstest genannt.

Im ersten Falle ernährt man die Tiere so lange A-frei, bis ein Abstrich der Vagina unter dem Mikroskop das Bild bestimmter Zellen („Schollen") ergibt. An diesen Tieren prüft man das in Frage kommende Material auf seinen A-Gehalt. Bei genügender A-Menge tritt nach einigen Tagen wieder das normale Zellbild auf. Ist die zugeführte Vitaminmenge verbraucht, so kommt wieder das Schollenstadium zum Vorschein. Die Tiere sind dann zu neuen Versuchen verwendbar. Man kann hier also an Tieren „sparen". Außerdem ist die Methodik an sich sehr einfach. $5\,\gamma$ ($\gamma =$ millionstel Gramm) Karotin heilen bei täglicher Verabreichung ein Tier nach 4—5 Tagen aus. Nach diesem „Standard" kann man dann den Karotingehalt anderer Materialien bestimmen.

Die Versuchsanordnung des Wachstumstestes haben wir schon kennengelernt. Es sei nur nachgetragen, daß der obengenannten *kurativen Rattenwachstumseinheit* $0,5\,\gamma$ des reinen Vitamins A entsprechen, d. h. $0,5\,\gamma$ Vitamin A pro Tag rufen bei einer Ratte eine Gewichtszunahme von 15 g in 35 Tagen hervor. Da sich somit $0,5\,\gamma$ reines Vitamin und 2 mg Lebertran im Rattenversuch ganz gleich verhalten, müssen in 2 mg Lebertran $0,5\,\gamma$ Vitamin A enthalten sein, d. h. aber, 1 g Lebertran enthält $0,25$ mg A-Vitamin. Das entspricht einem

Gehalt von 0,025%. Damit sind wir also bei den *absoluten Zahlen* angelangt, die uns mehr sagen, als z. B. die Angabe, daß „1 g Lebertran 400—500 Ratteneinheiten enthält".

Neben diesen biologischen Methoden ist eine *Farbreaktion* infolge der Einfachheit ihrer Ausführung sehr wichtig geworden. Sie beruht darauf, daß das Vitamin A mit Antimontrichlorid in Chloroform eine tiefblaue Farbe gibt. Durch Messung der Farbintensität in einem geeigneten Apparat läßt sich darauf eine Vitaminbestimmung gründen, wenn man einmal festgelegt hat, welche Farbstärke z. B. einer Ratteneinheit der obigen Definition entspricht. Heutzutage (nach der Reindarstellung des Vitamins) kann man aus den Blauwerten unmittelbar auf die Absolutmengen Vitamin umrechnen, da der „Blauwert" des reinen Vitamins A bekannt ist. Bei dieser chemischen Methode ist zu berücksichtigen, daß Nichtvitamine beigemengt sein können, die ebenfalls eine Blaufärbung mit Antimontrichlorid geben. Man muß daher biologische Kontrollen einschalten. Genauer wird diese Farbreaktion dann, wenn man die „Farbe" oder — was ja gleichbedeutend ist — die Absorption in einem sogenannten Spektroskop beobachtet.

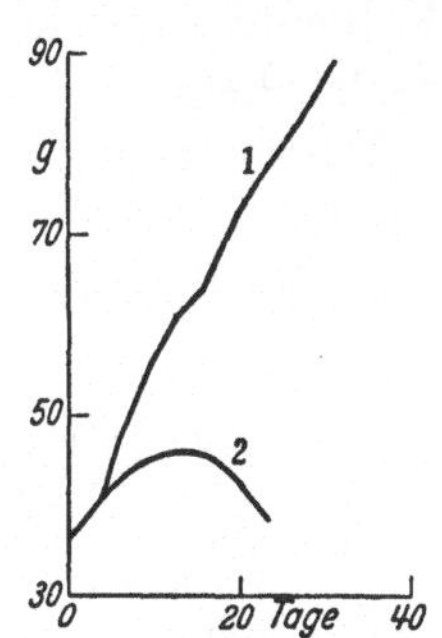

Abb. 21. Die Wachstumswirkung des fettlöslichen Vitamins A bei Ratten. (Nach Hopkins.) 1 = mit Vitamin A, 2 = ohne Vitamin A.

Eine andere optische Methode zur Bestimmung von Vitamin A besteht in der Messung der Eigenfarbe. Hier *mißt* man *die Lichtabsorption* des Vitamins selbst. Das Vitamin A_1 absorbiert von dem gesamten Spektrum hauptsächlich Licht von einer Wellenlänge von 328 mμ (mμ = millionstel Millimeter). Da man das Absorptionsvermögen des reinen Vitamins gemessen hat, kann man in jeder beliebigen Quelle für Vitamin A den Gehalt mehr oder minder leicht bestimmen, wenn man beide Absorptionsintensitäten miteinander in Beziehung setzt.

Der *Bedarf des Menschen an Vitamin A* beträgt etwa 2 mg pro Tag, das sind 2000 „amerikanische Ratteneinheiten". Die optimale Dosis an β-Karotin, die die normale Entwicklung

aller Funktionen gewährleistet, liegt indes bei 5 mg β-Karotin.
Der Bedarf ist stark von den Lebensumständen abhängig. Bei
Hochschwangeren beträgt er ein Mehrfaches des Normal-
bedarfs. Vergleichen wir die Minimaldosis des Lebertran-A-
Vitamins, die etwa 0,5 mg beträgt, mit der Mindestmenge von
Eiweiß, die bei 50 g liegt (also 100 000 mal so hoch ist),
dann kommt uns der früher ausgesprochene große Unterschied zwischen Vitaminen und gewöhnlichen Nährstoffen
deutlich zum Bewußtsein. Für Vitamin D und Fette oder
Kohlenhydrate kämen noch bedeutend höhere Vergleichs-
zahlen heraus.

Die folgende Tabelle gibt eine Übersicht über den A-Gehalt
einiger tierischen Nahrungsmittel. Alle Zahlen beziehen sich
auf 1 kg frisches Material und stellen Durchschnittswerte dar.

	mg Vitamin A pro 1 kg Nahrungsmittel
Heilbuttlebertran	15 000 (!)
Lebertran (allgemein)	600
Walleber	250
Rindsleber	85
Butter	30
Hering (Körperfett)	24
Eigelb	20
Lunge	12
Fettkäse	6
Milch	2
Fleisch	0,2

Zur Deckung des täglichen Bedarfs brauchte der Mensch
also etwa 1 l Vollmilch, aber nur 2,5 g guten Lebertran, wenn
er sonst keine Vitamin-A-Träger essen würde.

Die Reindarstellung des A-Vitamins aus Lebertran.

Zur Reindarstellung des Vitamins wurde Heilbuttleberöl
einer Behandlung mit Alkali unterworfen. Dieser Vorgang
hat den Zweck, die vorhandenen Fette zu spalten oder, wie
man nach dem analogen Vorgang bei der Seifenherstellung
sagt, zu „verseifen". (Fette sind Verbindungen aus Fettsäuren und Glyzerin, aufgebaut nach bestimmten chemischen Gesetzen. Durch Einwirkung von Alkali werden die Fettsäuren

frei und bilden mit dem Alkali fettsaure Salze oder Seifen. Daher die Bezeichnung Verseifung für die Spaltung von Fetten und ähnlichen Verbindungen.) Der nicht an Alkali gebundene Teil des Lebertranes, das „Unverseifbare", wird durch Ausziehen mit Äther von den Seifen abgetrennt. Er enthält das gesamte Vitamin A neben Vitamin D und anderen Stoffen. Die letzteren werden zum Teil bei tiefer Temperatur (-15^0 bis -60^0) abgeschieden. Die weitere Reinigung ist auf zwei verschiedenen Wegen durchgeführt worden. Einmal hat man das Substanzgemisch unter stark vermindertem Luftdruck (0,00001 mm) destilliert und die übergehenden Anteile getrennt aufgefangen („fraktioniert destilliert"); zum andernmal wurden die Bestandteile an Stoffe mit wirksamer Oberfläche gebunden, „adsorbiert". (Solche „Adsorptionen" verlaufen meist selektiv [auswählend], d. h. die Bindung an das oberflächenaktive „Adsorbens" ist nicht für alle Substanzen gleich stark, so daß also Stoffe verschiedenen chemischen Charakters dadurch voneinander getrennt werden können.) Auf diese Weise gelang mit Anwendung weiterer Tricks die Abtrennung der restlichen Ballaststoffe aus dem unverseifbaren Teil des Heilbuttleberöles und schließlich auch die Kristallisation des reinen Vitamins A_1.

Durch besonders verfeinerte Destillationsmethoden (Molekular-Destillation) gelingt es, aus nicht verseiftem Lebertran die veresterte Form des Vitamines A in reiner Form zu gewinnen.

Eigenschaften und chemischer Aufbau des A-Vitamins aus Lebertran.

Das kristallisierte Präparat vom Schmelzpunkt 63—64° ist gegen Luftsauerstoff äußerst empfindlich, weil es rasch „oxydiert" wird. Die Vitamin-A-Ester sind hingegen oxydationsbeständiger.

Bezüglich der Konstitution wissen wir heute über das A_1 genau Bescheid. Wir kennen nicht nur seine Konstitution, sondern sind auch in der Lage, ähnliche vitamin-A-wirksame Stoffe synthetisch herzustellen. Seine Bruttozusammensetzung ist $C_{20}H_{30}O$, es enthält also nur die Elemente Kohlenstoff (C), Wasserstoff (H) und Sauerstoff (O). Die Konstitutionsformel ist:

$$
\begin{array}{c}
H_3C \qquad CH_3 \\
\diagdown C \diagup \\
H_2C \qquad C-CH=CH-C=CH-CH=CH-C=CH-CH_2OH. \\
\mid \qquad \parallel \qquad\qquad\quad \mid \qquad\qquad\qquad\quad \mid \\
H_2C \qquad C-CH_3 \qquad\quad CH_3 \qquad\qquad\qquad CH_3 \\
\diagdown C \diagup \\
H_2
\end{array}
$$

Vitamin A_1 (Axerophtol).

Die wesentlichsten Merkmale des Moleküls sind nach dieser Formel folgende: 1. Jedes Kohlenstoffatom ist unmittelbar mit einem weiteren Kohlenstoffatom verbunden, ohne daß an irgendeiner Stelle eine Unterbrechung durch andersartige Atome vorkommt. 2. 6 C-Atome bilden einen in sich geschlossenen „Ring", der Rest zweigt von diesem in mehr oder minder langen „Ketten" ab. 3. Das Molekül ist ungesättigt, d. h. es nimmt leicht noch bestimmte andere Elemente, wie Wasserstoff oder Halogene (Chlor, Brom), auf, wobei sich aber das Kohlenstoffgerüst nicht prinzipiell ändert. Diese „Addition" erfolgt an denjenigen Stellen des Moleküls, die durch die besondere Bindung je zweier Kohlenstoffatome verkörpert werden. Sie kommen in der Formel als sogenannte Doppel-(C=C)-Bindungen zum Ausdruck und werden durch zwei Bindestriche angegeben, während die „gesättigten" (C—C)-Bindungen durch einen einfachen Bindestrich gekennzeichnet sind. Bei genauer Betrachtung der Formel erkennt man, daß in dem Molekül des Vitamins A immer eine einfache und eine Doppelbindung der C-Atome aufeinanderfolgen. Man sagt: die Doppelbindungen sind „konjugiert". Diese Anordnung verleiht dem Molekül ganz besondere chemische Eigenschaften. Unter anderem ist z. B. die Empfindlichkeit gegen Sauerstoff darauf zurückzuführen; denn dieser greift die Doppelbindungen ebenso an, wie z. B. Brom oder Chlor. 4. Der Sauerstoff liegt als sogenannte Hydroxyl(OH)gruppe vor. Diese verleiht dem Molekül Alkoholcharakter, d. h. das Vitamin A läßt sich mit Säuren „verestern". An dieser Stelle

84

greifen also die Fettsäuren ein und bilden unter Wasser-
abspaltung die natürlich vorkommenden Vitamin-A_1-Fett-
säureester. Der Palmitinsäureester hat z. B. folgende Formel:

$$C_{20}H_{29}-O-CO-(CH_2)_{14}-CH_3$$

Vitamin-A_1-   Palmitinsäure-
Rest.   Rest.

Das Absorptionsspektrum des Vitamins A_1 ergibt sich aus
Abb. 22, die zum Vergleich auch das des sogen. Vitamins A_2
enthält (log $\frac{Jo}{J}$ ist ein Maß für die Intensität der Lichtabsorption).

Die Provitamine A.

Die Provitamine oder Vorstufen des Vitamins A gehören
einer großen Klasse von Pflanzenfarbstoffen an, die nach
ihrem wichtigsten Vertre-
ter, dem Karotin, *Karotine
und Karotinoide* genannt
werden. Sie sind die wichtigsten normalen Vitamin-
A-Spender für Mensch und
Tier. Das Karotin ist als
Farbstoff der Karotte schon
vor mehr als 100 Jahren
entdeckt worden, als Pro-
vitamin kennt man es seit
etwa 13 Jahren. Die in
ihrer Farbe von Hellgelb

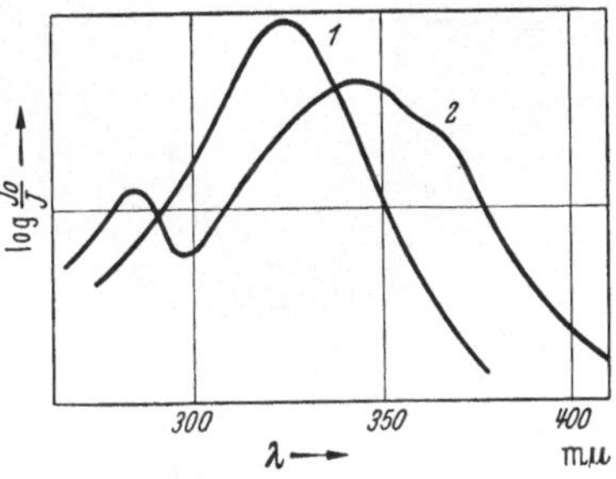

Abb. 22. *1* Heilbutt-Leberöl (A_1),
2 Süßwasserfisch-Leberöl (A_2).

bis tief Rotviolett wechselnden Karotinoide kommen in fast
allen Pflanzen vor, sowohl in den niedrigen als auch den hoch
entwickelten. Meist begleiten sie den grünen Blattfarbstoff, so
daß sie oft nicht ohne weiteres zu erkennen sind. Nicht alle
Karotinoide gehen indes im Körper in Vitamin A über, sondern nur etwa 6 von mehr als 20 bekannten, und zwar diejenigen, die sich formelmäßig am einfachsten in das A-Vitamin umwandeln lassen. Größere „Arbeit" scheint der Tierkörper in dieser Hinsicht zu scheuen.

Die Provitamine lassen sich in sauerstofffreie und sauerstoffhaltige unterteilen. Die wichtigsten sind die sauerstofffreien, die Karotine. Man kennt deren drei. Sie besitzen alle drei Vitaminwirkung und kommen fast immer nebeneinander vor, so daß sie 100 Jahre lang als eine einheitliche Verbindung angesehen wurden. Erst besonders verfeinerte Adsorptionsverfahren haben ihre Trennung ermöglicht. Man nennt die sauerstofffreien Provitamine kurz α-, β- und γ-Karotin. Sie kommen in wechselnder Menge vor in Wurzeln (Karotte), in grünen Blättern (Kohl, Spinat, Salat u. a. m.) und in Früchten (Aprikose, Banane, Tomate, Paprika). Am häufigsten kommt das β-Karotin vor, daß z. B. 90 % des Rübenkarotins ausmacht. Am seltensten ist das γ-Karotin, das nur zu 0,1 % im Rübenkarotin vorliegt, im Maiglöckchen aber den Hauptbestandteil des gesamten Karotins ausmacht. Für das α-Karotin ist rotes Palmöl eine gute

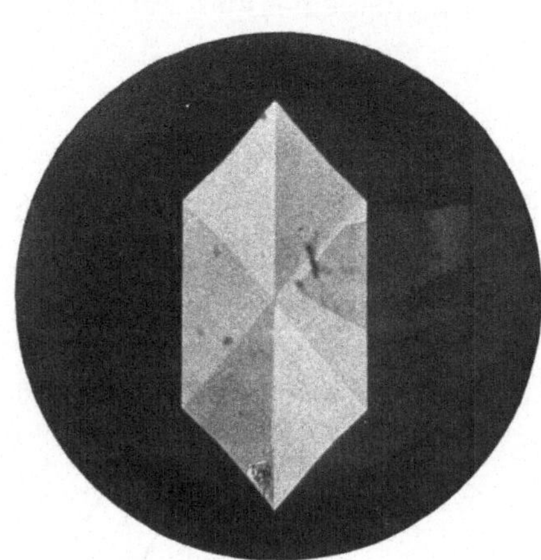

Abb. 23. Kristallisiertes β-Karotin. (Nach R. Kuhn.)

Quelle. Die Elementarzusammensetzung aller 3 Karotine ist $C_{40}H_{56}$. Auch die übrigen Eigenschaften stimmen so sehr überein, daß ihre relativ späte Trennung verständlich wird.

Chemischer Aufbau der Provitamine und Wirkung als A-Vitamin.

Beim kurativen Wachstumsversuch an der Ratte haben sich zwischen den 3 Provitaminen beträchtliche Unterschiede ergeben. Von α- und γ-Karotin sind zur Erreichung der vorgeschriebenen Gewichtszunahme (von 15 g in 35 Tagen) pro Tag und Tier je 5 γ nötig, vom β-Karotin genügen indessen 2,5 γ. Diese biologischen Unterschiede lassen sich auf struk-

86

turelle Eigentümlichkeiten im Molekülbau zurückführen. Wenn
wir die Formel des β-Karotins in der Mitte an der Doppelbindung aufspalten, entstehen zwei genau gleiche Hälften;
beim α- und γ-Karotin sind die beiden Bruchstücke jeweils
verschieden. Wenn wir an die beiden Bruchstücke in allen
drei Fällen je ein Molekül Wasser in bestimmter, unseren
chemischen Regeln entsprechender Weise anlagern, dann
sehen wir, daß *aus β-Karotin zwei, aus α- und γ-Karotin
aber nur je ein Molekül A-Vitamin* entstehen. Zwar sind die
anderen Bruchstücke (zumal beim α-Karotin) nicht so grund-
legend verschieden, aber der tierische Organismus besitzt in
diesem Falle nur den Apparat zur Spaltung der Doppelbindung und zur Wasseranlagerung, nicht aber den zur Verschiebung von Doppelbindungen oder zur Bildung eines Rings.
Wir ersehen daraus, daß die Provitamine bereits die genaue
Anordnung des Ringes, der Doppelbindungen und der Ver-
zweigungen wie das Vitamin selbst besitzen müssen. (Die
„Forderungen" des Körpers an Provitamine sind nicht
immer so hoch; denn wir werden beim Vitamin D erfahren,
daß das Licht das unter der Haut gespeicherte Provitamin D
ziemlich weitgehend verändert.) Die besondere Struktur des
Ringes im β-Karotin nennt man (in Anlehnung an das nach
Veilchen riechende β-Jonon) „β-Jononanordnung". Im α-Karotin ist die eine Hälfte, welche in der Zelle in Vitamin A
übergeht, β-jononartig, die zweite Hälfte „α-jonon"artig aufgebaut (α-Jonon ist das „Isomere" zum β-Jonon). Das γ-Karotin enthält wie α-Karotin nur eine β-Jononhälfte.

Man hat die physiologischen Unterschiede der drei isome-
ren Karotine nicht nur in Wachstums- und in anderen Testen
gefunden, sondern hat auch festgestellt, daß die Speicherung
von fertigem Vitamin A in der Leber (bei Fütterung gleicher
Mengen) beim β-Karotin bedeutend größer ist als bei den
beiden anderen. Damit ist nachgewiesen, daß aus den Provitaminen im Körper tatsächlich auch verschiedene Mengen
Vitamin entstehen.

Das 4. Provitamin, *Kryptoxanthin*, gehört in die Klasse
der Sauerstoff enthaltenden Karotinoide, der Xanthophylle,
die ihren Namen nach der prächtigen gelbroten Farbe des

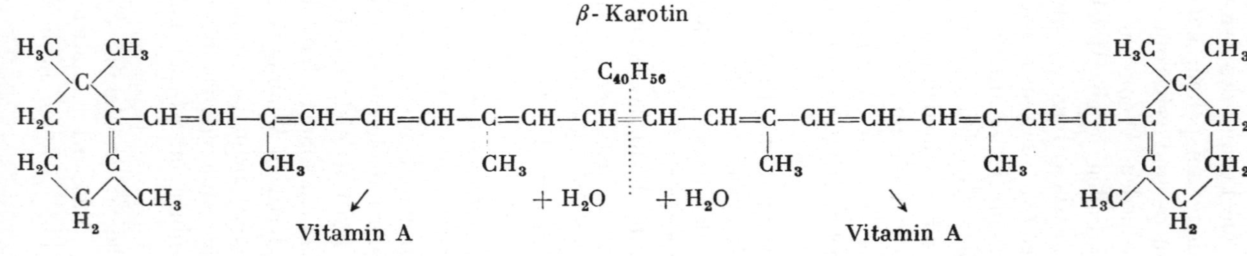

α - Karotin
C₄₀H₅₆
+ H₂O
Vitamin A
β - Karotin
C₄₀H₅₆
+ H₂O
+ H₂O
Vitamin A
Vitamin A

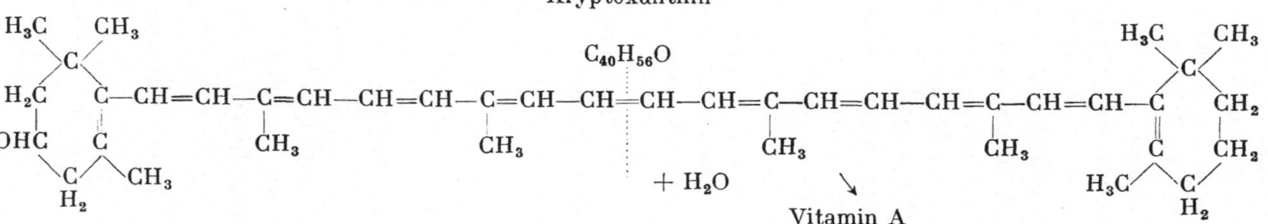

γ - Karotin
C₄₀H₅₆
+ H₂O
Vitamin A
Kryptoxanthin
C₄₀H₅₆O
+ H₂O
Vitamin A

herbstlichen Laubes tragen. Es enthält im Gegensatz zu den Karotinen ein Sauerstoffatom, ist also ein Karotinalkohol. Was bei der Betrachtung der Konstitutionsformel auffällt, ist die Tatsache, daß die 2. Hälfte des Moleküls trotz β-Jononanordnung lediglich infolge der Hydroxylgruppe unwirksam geworden ist. Kryptoxanthin wurde in der Judenkirsche, in der Paprikafrucht und im gelben Mais gefunden. Bei überwiegend maisessenden Völkern ist letzterer wahrscheinlich die einzige Vitamin-A-Quelle. Die Ratteneinheit ist 5 γ.

Von der Besprechung weiterer natürlicher Provitamine sei hier abgesehen.

Ebenso wie beim A-Vitamin sind auch bei den Provitaminen die (zahlreichen) Doppelbindungen meist konjugiert, d. h. es wechseln je eine einfache und eine doppelte Kohlenstoff—Kohlenstoff-Bindung miteinander ab. Sie sind in chemischer Hinsicht für die physiologischen Eigenschaften sehr wichtig, weil sie sehr reaktionsfähig sind. Auch im Vitamin A selbst sind die 5 Doppelbindungen in Konjugation unentbehrlich: wenn man sie mit Wasserstoff (auch nur teilweise) in einfache C—C-Bindungen überführt (absättigt), dann geht die Vitaminwirksamkeit verloren, in der gleichen Weise, wie wenn man eine Verschiebung zum α-Jononring vornimmt.

Die Karotinoide verdanken diesen konjugierten Doppelbindungen außerdem noch ihre Farbe. Das Vitamin A mit seinen 5 Doppelbindungen ist kaum gefärbt, die Provitamine mit 11 und 12 fast durchweg konjugierten Doppelbindungen sind in kristallisiertem Zustand und in Lösung tief dunkelrot. Die Gesetzmäßigkeit zwischen der Farbe und der Zahl der konjugierten Doppelbindungen ist so streng, daß man die Farbe solcher Körper voraussagen kann, da nämlich mit jeder neu hinzutretenden Doppelbindung in Konjugation die Farbe nach dem langwelligen Teil des Spektrums verschoben wird.

Chemische Verwandtschaft mit anderen Naturstoffen.

Die Zahl der C-Atome beim Vitamin A und den Provitaminen ist ein Vielfaches von 5. Dies gilt auch für fast alle anderen Karotinoide und ist kein reiner Zufall. Man ist auf

Grund der besonderen Konstitution und anderer Tatsachen darauf gekommen, daß die Pflanze all diese Körper aus einem einfacheren Baustein mit 5-C-Atomen aufbaut, nämlich dem Isopren oder einem ihm nahestehenden Körper. Wenn man 8 Isoprenreste in geeigneter Weise aneinander lagert, erhält man die Karotine. Damit ist aber die Rolle des Isoprens in der Pflanze nicht genügend umrissen. Die Pflanze vermag vielmehr aus diesem einen Grundkörper eine Reihe verschiedenartiger Stoffe aufzubauen, die ganz unterschiedliche physiologische Bedeutung haben.

$$\text{Isopren}$$
$$H_2C{=}C{-}CH{=}CH_2$$
$$\underset{CH_3}{|}$$

Neben den zahlreichen anderen Vertretern pflanzlicher und tierischer Karotinoide, wie z. B. dem Lykopin der Tomate, dem Lutein des Eigelbs, dem Zeaxanthin im Mais, dem Rubixanthin der Hagebutten, dem Violaxanthin des Stiefmütterchens, dem Astaxanthin der Hummerschalen und den vielen gelben und roten Xanthophyllen des herbstlichen Laubes, gehören auch viele Riechstoffe hierher. Das Zitral der Zitrone, das Geraniol des Rosenöls und das Farnesol des Maiglöckchens sind z. B. einige davon. Auch die sogenannten „ätherischen Öle‟ der Pflanzen dürfen wir nicht vergessen; zu ihnen gehört z. B. das Menthol im Pfefferminz, das Karvon des Kümmels und der Kampfer. Noch überraschender ist es wohl, zu hören, daß auch der Kautschuk mit allen diesen Substanzen chemisch zusammenhängt. Hier hat sich eine sehr große Anzahl von Isoprenmolekülen zu einem langen („Faden‟-) Molekül zusammengetan, wodurch die besonderen physikalischen Eigenschaften (Elastizität) zustande kommen.

Bestimmungsmethoden der Provitamine.

Die Provitamine sind ebenso wie das Vitamin in Wasser unlöslich. Sie lösen sich dagegen in Benzin, Chloroform, Schwefelkohlenstoff u. a. und finden sich weniger im Saft als in den Farbkörnern (Chloro- und Chromoplasten) der Pflanzen. Alle Karotine sind gegen den Luftsauerstoff empfindlich. In der Pflanze sind sie indessen durch eine fettähnliche (Lipoid-) Schicht gegen die Oxydation geschützt. Zum Aufbewahren muß man sie unter Luftabschluß einschmelzen.

Zur biologischen Bestimmung dienen die gleichen Methoden
wie beim Vitamin selbst. Auch die chemische Bestimmung mit
Antimontrichlorid in Chloroform ist fast gleich; die Blaufärbung läßt sich von der des Vitamins nur unter Zuhilfenahme
eines Spektroskopes unterscheiden. — Verhältnismäßig einfach gelingt die Unterscheidung von anderen Stoffen durch
Messung der Eigenfarbe. Mit dem freien Auge ist dies unmöglich, doch im Spektroskop kann man die Feinheiten der
Lichtabsorption gut erkennen. Sie zeigen sich dem Auge als
schwarze Streifen (Absorptionsbanden) in der Reihe der
Regenbogen- (oder Spektral-) Farben.
Das Bild entspricht dabei grundsätzlich dem Sonnenspektrum mit den
sogenannten Fraunhoferschen
Linien. Man kann die „Lage“ der
Absorptionsbanden, d. h. die Wellenlänge des absorbierten Lichtes, im
Spektroskop genau ablesen und auf
diese Weise noch ganz geringe Farb-
unterschiede feststellen.

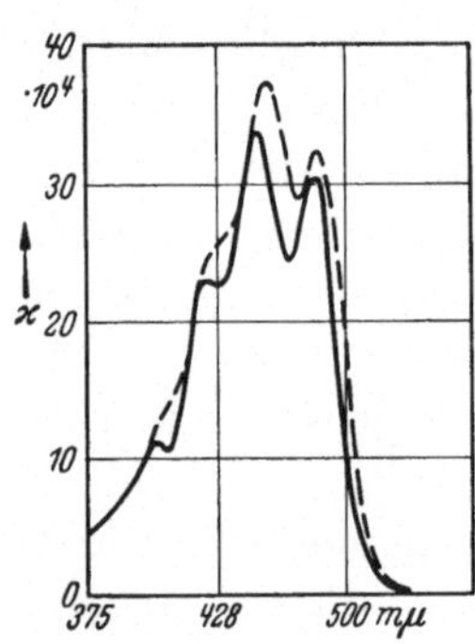

Abb. 24. Absorptionsspek-
trum von Karotin. α-Karo-
tin (ausgezogen), β-Karotin
(gestrichelt), beide in
Hexan (Kuhn).

Die Messung der Farbe im Spektroskop ist nur qualitativer Art. Soll
sie jedoch genauer bestimmt werden, als es das Spektroskop ge-
stattet, dann muß man das Absorptionsvermögen der Substanz in
Lösung bekannter Konzentration bei allen in Frage kommen-
den Wellenlängen messen und das Absorptionsspektrum aufzeichnen. Ein solches ist in der Abbildung 24 dargestellt,
welche die „Farbe“ von α- und β-Karotin wiedergibt. (Die
Ordinate stellt als Maß für die Intensität der Lichtabsorption den molaren Absorptionskoeffizienten $\varkappa$ dar.) Die verschiedene Lage der einen Doppelbindung im 6-Ring (vgl.
die Formeln) kommt in der Absorption scharf zum Ausdruck.

Die quantitative Bestimmung geschieht in einfacher Weise
mit einem anderen Apparat, z. B. mit einem *Kolorimeter,* das
genaue Vergleiche von Farb*intensitäten* gleicher Nuance zu-

läßt. Man vergleicht hierbei die unbekannte Lösung mit einer „Standardlösung", deren Gehalt an Karotin man genau kennt.

In der folgenden Tabelle bringen wir den Provitamingehalt der wichtigsten A-wirksamen Pflanzen, aus denen man die zur Deckung des täglichen Bedarfs notwendigen Mengen leicht entnehmen kann.

	mg β-Karotin in 1 kg Nahrungsmittel (frisch)
Kopfsalat	100
Spinat	80
Karotten	50
Brunnenkresse	50
Hagebutten	50
Grünkohl	40
Aprikosen	20
Mangold	16
Tomaten	12
Rosenkohl	12
Heidelbeeren	10
Brombeeren	10
Pfirsiche	6
Kirschen	6
Erbsen	5
Apfelsinen	4
Kohlrabi	2
Kartoffel	0,2

Während man zur Deckung des Vitamin-A-Bedarfs pro Tag 3o kg Kartoffeln essen müßte, genügen andererseits bereits 6o g Kopfsalat!

Internationale Einheit.

Bei der Mannigfaltigkeit der Vitamin-A-Maßeinheiten entstand bald das Bedürfnis nach einer unabhängigeren Einheit. Die 1934 in London tagende Vitamin-Konferenz hat als Grundlage das leicht in reiner Form zu beschaffende β-Karotin gewählt. *Die internationale Einheit* wurde zu o,6 γ β-Karotin (vom Schmelzpunkt 184° und der spezifischen Drehung o°) festgelegt. Eine Ratteneinheit von 2,5 γ β-Karotin ist also gleich 4 internationalen Einheiten (i. E.). Der tägliche Bedarf des Menschen beträgt also etwa 10 000 i. E. Die internationale Einheit in dieser Art ist absolut: hier spielen keine individuellen Unterschiede von Mensch und Tier mehr herein.

Die physiologischen Aufgaben.

Die charakteristischen Bilder des Vitamin-A-Mangels sind
auf eine allgemeine Schädigung der Epithel- (Oberhaut-)
Zellen zurückgeführt worden. Das Vitamin A heißt daher
auch Epithel-Schutzvitamin. Die außerordentlich wichtige
Funktion in den Epithelzellen ist nicht in allen Einzelheiten
bekannt, und wir wissen eigentlich vorläufig nur, daß die Zellneubildung auf der Mitwirkung des A-Vitamins beruht. Die
krankhafte Verhornung und Austrocknung der Haut ist also
eine Folge der mangelhaften Neubildung der Zellen. Die anti-
infektiöse Wirkung hängt ebenfalls damit zusammen, weil
nämlich eine gesunde Epithelschicht das Eindringen von Bakterien stärker verhindert als eine kranke.

Zur Wirkungsweise des A-Vitamins scheint uns noch ein
Hinweis von Interesse. Das Schilddrüsenhormon Thyroxin und
das A-Vitamin haben zum Teil entgegengesetzte (antagoni-
stische) Wirkung: bei Verabreichung von Vitamin A nimmt
das Körpergewicht zu, bei Thyroxingabe hingegen ab. Beide
Wirkungen können sich bei richtiger Dosierung die Waage
halten. Andererseits können Schilddrüsen-Überfunktionen
krankhafter Art durch A-Vitamin gebessert werden. Thyroxin
wiederum verhindert die Speicherung von Vitamin A in der
Leber bei Karotinzufuhr. Hier zeigt sich also, daß Vitamine
und Hormone im Organismus zusammenwirken können.

Das antirachitische Vitamin D.

Zwischen den Vitaminen A und D besteht eine gewisse
Ähnlichkeit. So liegt z. B. auch der Rachitis-Schutzstoff in
unserer Nahrung meist als Provitamin vor und geht erst im
Körper in das eigentliche Vitamin über. Der Vorgang verläuft allerdings anders als bei den Provitaminen A. Diese
werden enzymatisch, das Provitamin D hingegen durch kurzwelliges Licht umgewandelt. Da die Lichtstrahlen nicht tief
in den Körper eindringen, kann diese Umwandlung nur in der
Haut geschehen. Die Natur hat dem dadurch Rechnung getragen, daß das Provitamin in der Haut gespeichert wird.

94

Vorkommen.

Das fertige Vitamin D kommt — zusammen mit dem A-Vitamin — vorwiegend in den Leberölen von Seefischen vor, so beim Dorsch, Heilbutt und Thunfisch. Außerdem findet man es in größerer Menge in den inneren Organen des Herings und der Sprotte. Auch das Fluß-Neunauge ist D-reich. Die Leber der Landtiere ist im Vergleich zu Fischlebern Vitamin-D-arm. In der Pflanzenwelt kommt es als solches nur selten vor. Gemüse und Obst enthalten so gut wie nichts. Die Pflanzen enthalten dafür aber oft bedeutende Mengen an Provitamin, und wie beim A-Vitamin sind sie auch hier als normale D-Quelle besonders wichtig. Hervorzuheben sind Pilze und Hefe.

Der Gehalt der tierischen Produkte Eier und Milch hängt, wie auch bei den übrigen Vitaminen, stark von der Ernährung der Tiere ab. Beide enthalten viel Provitamin neben wenig fertigem Vitamin D. Doch ist die beste Butter 100- bis 200mal D-ärmer als ein guter Lebertran.

Der Vitamin-D-Vorrat der Fischleber stammt wiederum aus den Kieselalgen des Meeres. Es ist bemerkenswert, daß diejenige Algenart, die das Vitamin A liefert, so gut wie kein Vitamin D enthält.

Im folgenden sind einige Zahlen über den D-Gehalt von Nahrungsmitteln angegeben. Die Zahlen bedeuten einerseits die Mindestmengen zum Schutze eines Kindes gegen Rachitis, andererseits die Milligramme Vitamin pro 1 kg Material. Da nun das Vitamin vielfach als unwirksame Vorstufe vorliegt, können manche an sich schwach wirksame Nahrungsmittel durch Bestrahlung sehr stark antirachitisch werden. Wir bringen auch hierfür einige Zahlen, weil sie sehr lehrreich sind, obwohl man von der Bestrahlung praktisch nur wenig Gebrauch macht. Vigantol, ein im Handel befindliches antirachitisches Präparat, dient zum Vergleich.

	Zum Schutze eines Kindes pro Tag notwendige Menge	mg Vitamin pro 1 kg Material
Milch (Kuh)	750 ccm	0,003
Milch (Kuh), bestrahlt	35 ccm	0,06
Butter.	50 g	0,04
Eigelb	8 g	0,3

95

	Zum Schutze eines Kindes pro Tag notwendige Menge	mg Vitamin pro 1 kg Material
Hering, Sardinen	0,2 g	10
Lebertran nicht standardisiert . .	0,2 g	12
Lebertran (Thunfisch)	0,005 g	4000
Vigantol (standardisiertes Präparat)	0,02 g	100
Pfifferling, Steinpilz	25 g	0,08

Außer den genannten werden noch eine Reihe von Gemüsen etwas antirachitisch wirksam, wenn man sie bestrahlt. — In Nordamerika bestrahlt man die Milch in großem Maßstab, besonders in den Großstädten. In Deutschland hat man ebenfalls damit begonnen.

Im Gegensatz zum Vitamin A sind D-Provitamine und D-Vitamine gegen Erhitzen unter Luftzutritt sehr beständig. Der Vitamin-D-Gehalt unserer Nahrungsmittel wird also weder durch Trocknen (Dörrgemüse!) noch durch Kochen beeinträchtigt, was für die normale Versorgung wichtig ist.

Nachweis und Bestimmung des D-Vitamins.

Unter den *Methoden zum Nachweis und zur Bestimmung des D-Vitamins* stehen die biologischen an erster Stelle. In den angelsächsischen Ländern hat man meist mit kurativen (Heil-), in Deutschland mit prophylaktischen (Schutz-) Methoden gearbeitet. Betont sei noch, daß man gerade bei der Rachitis für jeden Versuch möglichst viele Tiere nehmen muß, weil die Streuungen besonders stark sind.

Bei den kurativen Methoden sind zwei Merkmale des Heilungsvorganges benützt worden: einmal die wiederkehrende Verkalkung der Knorpelsubstanz und zweitens die Zunahme des Mineral- (Aschen-) Gehaltes der Knochen. Die rasch einsetzende Verkalkung zeigt sich bei bestimmter Präparation zunächst als Strich in einem gewissen Abstand vom Ende der Röhrenknochen. Diese strichförmige Kalkablagerung wird breiter und verwächst schließlich mit dem Knochen selbst. Durch Verfolgung der Kalkablagerung und Vergleichsversuche mit bekannten Vitamindosen kann man unbekannte Mengen bestimmen. Zu diesem Zwecke werden die Tiere getötet, die Knochen in bestimmter Weise präpariert und aus der Intensität der Kalkablagerung durch Vergleich mit dem

Kontrollpräparat festgestellt, wie groß der Vitamin-D-Gehalt
des fraglichen Präparates ist. Zum Verständnis zeigen wir zu
diesem „*line test*“ (= Linien- oder Strichtest) genannten Verfahren eine schematische Skizze (Abb. 25).

Bild 1 stellt den Zustand vor der Verfütterung des Vitamins dar und entspricht der manifesten Rachitis. Die Tiere
2 bis 5 erhielten steigende Mengen Vitamin. Wir sehen den
übereinstimmenden Gang zwischen Vitaminmenge und Ver-
kalkungsgrad. Man muß nun einfach feststellen, an welche
Stelle dieser Skala die mit den unbekannten Präparaten ge-
fütterten Tiere passen, und kann dann die gesuchte Menge
Vitamin angeben.

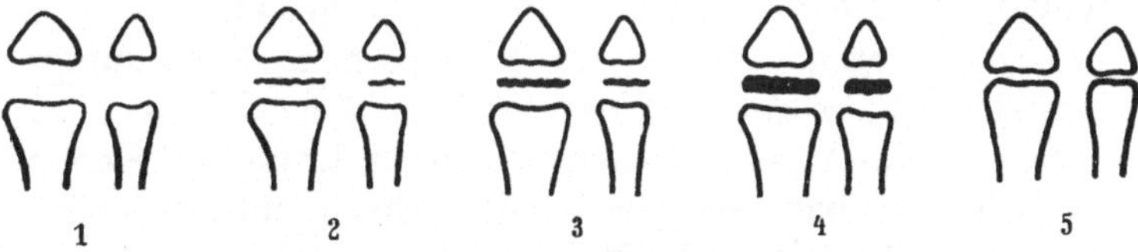

Abb. 25. „line test“. (Nach Mc Collum.)

Englische Forscher haben als *kurative Einheit* diejenige
Menge festgelegt, die bei täglicher Verabreichung bei einer
genügend hohen Zahl der eingesetzten Tiere eine beginnende
Heilung erkennen läßt. Diese Dosis entspricht derjenigen Vitaminmenge, die man bei der Bestrahlung von 0,1 γ (γ = millionstel Gramm) Ergosterin erhält (vgl. Bild 5 der Skizze).

Die *deutsche Einheit* beruht auf der rachitisverhütenden
Wirkung des Vitamins. Zur Erkennung des Krankheitsbildes
dient die Röntgenaufnahme der Knorpelknochengrenze (vgl.
Abb. 7a/b). Als Einheit gilt diejenige Menge, die bei minde-
stens 8 von 10 mit rachitogener Kost ernährten Ratten den
Ausbruch der Krankheit verhindert.

Man hat auch beim D-Vitamin einen *internationalen Standard geschaffen*, der den Vorteil hat, daß er vom Tier unabhängig ist, der aber auch weniger anschaulich wirkt. Wir
geben als Beispiel dafür, wie genau dergleichen Dinge angegeben werden müssen, die Herstellungsvorschrift an. Sie
lautet: „Eine 0,1%ige Lösung von Ergosterin in absolutem
Alkohol wird 30 Minuten im rotierenden Quarzrohr mit un-

filtriertem Quecksilberdampflicht bestrahlt, der Alkohol unter vermindertem Druck bei 45^0 abgedampft und der Rückstand in Olivenöl zu einer Konzentration von 0,1 % gelöst." 1 mg dieser Lösung stellt die internationale Einheit dar. Sie entspricht einer Menge von 0,1 γ unbestrahltem Ergosterin, also der alten englischen Einheit.

Die ein Kind vor Rachitis schützende Menge beträgt 100 Rattenschutzeinheiten. Man nennt sie eine *klinische Einheit* ($= 2,5$ γ Ergosterin). Heute, wo die D-Vitamine kristallisiert erhältlich sind, spielen diese Einheiten keine besondere Rolle mehr. Statt der erwähnten, auf Ergosterin beruhenden und recht umständlichen internationalen Einheit hat man nunmehr die Menge von 0,02 γ Vitamin D festgelegt.

Farbreaktionen: Neben den biologischen Bestimmungsmethoden gibt es zur Zeit zwei Farbreaktionen, die sich zur Ermittlung des Vitamin-D-Gehaltes von Nahrungsmitteln eignen. Die eine hat eine gewisse Ähnlichkeit mit der kolorimetrischen Vitamin-A-Bestimmung und beruht darauf, daß Vitamin D in Chloroform mit Antimontrichlorid einen orangegelben Farbstoff gibt. Die andere macht davon Gebrauch, daß Aluminiumchlorid in Chloroform eine tiefviolette Farbe erzeugt.

Reindarstellung. Aus dem Lebertran erhält man das D-Vitamin neben dem A-Vitamin in der „unverseifbaren" Fraktion. Der Weg zur Reindarstellung verläuft ähnlich wie beim Vitamin A. Das Lebertranvitamin D heißt, wie später erläutert wird, Vitamin D_3.

Die chemische Natur der Provitamine D.

Neben dem aus Lebertran dargestellten Vitamin D_3 gibt es noch andere D-Vitamine. Unter ihnen ist das Vitamin D_2 von besonderer Bedeutung, das als erstes D-Vitamin durch Belichtung seines Provitamins Ergosterin künstlich dargestellt wurde. Es ist interessant, daß man das Vitamin D_2 lange Zeit für das Lebertranvitamin hielt, bis es amerikanischen und vor allem Göttinger Forschern (Brockmann) gelang, beide Vitamine eindeutig zu unterscheiden. Jedem bisher bekannt gewordenen D-Vitamin entspricht ein eignes Provitamin, aus dem es durch

Belichtung entsteht. Alle Provitamine gehören der *großen Stoffklasse der Sterine* an.

Die Sterine unterscheiden sich voneinander nach ihrer Herkunft. Es gibt tierische oder Zoo- und pflanzliche oder Phytosterine. Der Hauptvertreter der tierischen ist das zuerst aus Gallensteinen gewonnene Gallen- oder Chole-sterin, das sich in relativ großer Menge im Blut und in den verschiedenen Organen findet. Neben den physikalischen Aufgaben in den Zellsäften darf man annehmen, daß das Cholesterin dem Körper als Ausgangssubstanz für die Bildung der Sexualhormone dient, die wir auch im Laboratorium (durch Oxydation) daraus gewinnen können. Im Pflanzenreich kommt Cholesterin nicht vor. Hier sind Sitosterin und Ergosterin die wichtigsten Vertreter. Die Sterine beiderlei Herkunft sind *einwertige Alkohole* von großem Molekulargewicht, d. h. es trifft — wie beim Vitamin D selbst — eine Hydroxylgruppe auf eine große Zahl von Kohlenstoff- und Wasserstoffatomen (Formel: $C_{27}H_{45}-OH$ oder $C_{28}H_{43}-OH$). Sie sind infolgedessen in Wasser unlöslich. Die Kohlenstoffatome sind in mehreren Ringen angeordnet, die teils aus 5, teils aus 6 C-Atomen bestehen. Die übrigen Atome zweigen als Seitenketten davon ab. Die meisten Sterine sind ungesättigt, enthalten also sogenannte C=C-Doppelbindungen.

Das Provitamin D_2 Ergosterin wurde vor mehr als 5o Jahren aus dem *Mutterkorn* (ergot) gewonnen. Es ist auch in anderen Pilzen reichlich vertreten, besonders in der Hefe. Auch im Kakao und in Pflanzenölen kommt es vor. In grünen Gemüsen findet es sich kaum. Trotz seines rein pflanzlichen Ursprungs findet es sich auch ab und zu im Tierreich, weil es durch eine Reihe von Tieren (Huhn, rote Wegschnecke, Regenwurm) in beträchtlicher Menge aus der pflanzlichen Nahrung aufgenommen wird.

Es hat die auf Seite 1oo stehende *Konstitutionsformel*.

Wir erkennen aus der Formel, daß sich die Kohlenstoffatome auf 3 Sechsringe, einen Fünfring und mehrere Seitenketten verteilen. An diesem Gerüst sind die Wasserstoffatome und die Hydroxylgruppe in gesetzmäßiger Weise untergebracht. Das Molekül ist ungesättigt; die drei Doppelbindungen sind zum Teil in der langen Seitenkette, zum Teil im Ring eingebaut. Sie und die Hydroxylgruppe sind die reaktionsfähigsten Stellen im Molekül.

Ergosterin $(C_{28}H_{44}O)$

Das Provitamin D_3 findet sich im Tierreich weitverbreitet, vor allem in der Haut des Schweines und kann daraus rein dargestellt werden. Der Chemiker nennt es 7-Dehydro-cholesterin, was soviel bedeutet, daß es aus Cholesterin durch Wegnahme von (zwei) Wasserstoffatomen entsteht. Diese Umwandlung des Gallensterins ist tatsächlich der einfachste Weg zur Gewinnung des Vitamins D_3. Wie die Formel zeigt, unterscheidet sich das Provitamin D_3 von dem Ergosterin nur ganz wenig: die Seitenkette ist um $-CH_2-$ ärmer und gesättigt.

7-Dehydro-cholesterin $(C_{27}H_{44}O)$

Denken wir uns in den beiden Provitaminen den Fünfring mit der langen Seitenkette, die beiden CH_3-Gruppen, die Hydroxylgruppe und einen Teil der Wasserstoffatome weg, dann gelangen wir zu einem verhältnismäßig einfachen Kör-

per der Benzolreihe, nämlich zum *Phenanthren*. Für diesen
Kohlenwasserstoff, der im Steinkohlenteer vorkommt und der
Grundkörper vieler Naturstoffe ist, gilt die untenstehende
Konstitutionsformel. Es sind drei Benzolringe miteinander
verkettet, und zwar derart, daß zwei davon je zwei Kohlenstoffatome gemeinsam haben. Man hat das hier angegebene
Gedankenexperiment tatsächlich fast in der gleichen Weise
praktisch durchgeführt. Durch milden „oxydativen Abbau"
ist man zu einem Phenanthrenabkömmling gelangt, der noch
den in den Formeln ersichtlichen 5-Ring enthält und dessen
Konstitution man durch Vergleich mit einem synthetisch gewonnenen Produkt beweisen konnte. Damit war der Nachweis für das Kohlenstoffskelett des Ergosterins erbracht. Die endgültige Konstitution war jedoch nur auf Grund jahr-
zehntelang gewonnener Erfahrungen
über die Chemie der Sterine und
verwandter Verbindungen festzulegen
(W i e l a n d, W i n d a u s).

Was wir hier kurz zeigen wollten, ist
ein Blick in die Art und Weise der
chemischen Erforschung der Natur-
stoffe, die also grundsätzlich so ver-
läuft, daß man sie durch Reaktionen von übersichtlichem Verlauf auf bekannte Körper zurückzuführen versucht. Man
„baut" die Naturstoffe so lange „ab", bis man zu einfachen
Körpern gelangt, und zieht dann auf Grund der angewandten
„Abbaumethoden" Rückschlüsse auf die Konstitution des Aus-
gangskörpers. Vielfach sind die Endprodukte des Abbaues bekannte Körper, manchmal ist man aber gezwungen, sie zu
synthetisieren, weil sie noch unbekannt sind. Im allgemeinen
gilt die Konstitution des Naturstoffes erst dann als voll bewiesen, wenn die Synthese durchgeführt ist.

Die Umwandlung des Ergosterins und 7-Dehydro-
cholesterins in die antirachitischen Vitamine.

Der Weg, der zu der Erkenntnis der Umwandelbarkeit des
Ergosterins in Vitamin D führte, war langwierig und nicht

immer gerade. Im Jahre 1919 beobachtete ein Berliner Kinderarzt die Heilwirkung ultravioletter Strahlen bei rachitischen Kindern. Diese Beobachtung brachte indessen zunächst nur Verwirrung; denn es war etwa um die gleiche Zeit auf angelsächsischer Seite gezeigt worden, daß Lebertran ein ausgezeichnetes Mittel gegen Rachitis ist. Wie sollten nun zwei so verschiedene Ursachen die gleiche Wirkung haben? Es fand sich jedoch bald ein Ausweg: In Nordamerika wurde beobachtet, daß es gar nicht notwendig ist, die kranken Kinder (oder Ratten) zu bestrahlen, sondern daß es genügt, wenn man deren Nahrung vorher einer Bestrahlung aussetzt. Es wurde daraus ganz richtig geschlossen, daß in der Nahrung ein Stoff vorhanden ist, der durch Belichtung antirachitisch wird. Weiterhin ergab sich der zwingende Schluß, daß bei der Bestrahlung rachitischer Kinder der gleiche Vorgang, nämlich die Umwandlung eines an sich unwirksamen Stoffes, eines Provitamins, in antirachitischen Schutzstoff, eintritt. Bei der chemischen Bearbeitung wurde nun gefunden, daß der unverseifbare Anteil der Fette diese Eigenschaft in besonderem Maße besitzt. Durch die weiteren Untersuchungen englischer und amerikanischer Forscher trat bald zutage, daß man auch Sterine durch Bestrahlung „aktivieren" kann. Lange Zeit glaubte man, daß das Cholesterin selbst durch Belichtung in das Vitamin überginge. Als man dieses aber sehr sorgfältig reinigte — und von nun an beteiligten sich besonders Göttinger Forscher an der Arbeit —, fand man, daß Cholesterin nicht unmittelbar zu Vitamin D aktivierbar ist. Durch Messung der Absorptionsspektren wurde entdeckt, daß bei der Reinigung des Cholesterins ein Begleitstoff verlorenging, der das ultraviolette Licht weniger leicht durchläßt als das Cholesterin, der, mit anderen Worten, stärker absorbiert. Diese Beobachtung war von großer Wichtigkeit. Man unterteilte („fraktionierte") große Mengen von rohem Cholesterin in viele unter sich verschiedene Einzelanteile („Fraktionen") und prüfte nun in jeder Fraktion einerseits die Aktivierbarkeit zu Vitamin D, andererseits die Absorption. Dabei entdeckte man Zusammenhänge zwischen der Vitaminwirkung und besonderen „Absorptionsbanden", deren weitere

Verfolgung ergab, daß dem Provitamin ein ganz bestimmtes Absorptionsspektrum zuzuordnen ist. Nun hatte man natürlich ein ausgezeichnetes Hilfsmittel zum Nachweis des Provitamins zur Hand und war nicht mehr so sehr auf langwierige Tierversuche angewiesen. Es dauerte daher nicht mehr sehr lange, bis der *durch ultraviolettes Licht zu Vitamin D aktivierbare* Begleiter des Cholesterins gefunden war. Er hatte mit dem schon lange bekannten Ergosterin so große Ähnlichkeit, daß der Schluß nahe lag, beide seien identisch. Tatsächlich gelang es ohne weiteres, aus Hefe gewonnenes reines Ergosterin in hochaktives antirachitisches Vitamin umzuwandeln.

Nun wußte man zwar, daß das Vitamin D aus Ergosterin entsteht, aber das *Wesen dieses Vorganges und die Zusammensetzung des Vitamins* waren noch unerforscht. Schon die Ausarbeitung der günstigsten Belichtungsbedingungen erforderte viele Experimente. Der Einfluß der Temperatur, des Luftsauerstoffes, der Belichtungsdauer und vor allem der Wellenlänge des eingestrahlten Lichtes auf die Menge des entstandenen Vitamins (auf die „Ausbeute") mußte genau untersucht werden. Trotz vieler mühevoller Untersuchungen ist es aber auch heute — selbst unter optimalen Arbeitsbedingungen (Ausschluß des Luftsauerstoffs, Licht von einer Wellenlänge zwischen 260 und 300 mμ) — nicht möglich, den Vorgang so zu leiten, daß nur das Vitamin und keine Nebenprodukte entstehen. Man muß das Vitamin also aus dem entstandenen Gemisch von Stoffen auf chemischem Wege herausholen. Dies gelang in England und Deutschland fast gleichzeitig. Die englischen Forscher nannten das isolierte Vitamin „*Kalziferol*". In Deutschland wird es, zum Unterschied vom Vitamin des Lebertrans, „*Vitamin D$_2$*" genannt.

Der Belichtungsvorgang verläuft in mehreren Etappen, die man aus dem folgenden Schema ersehen kann:

$$\text{Ergosterin} \rightarrow \text{Lumisterin} \rightarrow \text{Tachysterin} \rightarrow \text{Vitamin D}_2 \begin{smallmatrix} \nearrow \text{Suprasterin 1} \\ \rightarrow \text{Toxisterin} \\ \searrow \text{Suprasterin 2} \end{smallmatrix}$$

Das Vitamin entsteht also nicht als erstes Produkt, sondern erst nach 2 Zwischenstufen und wird selbst in 3 weitere Pro-

dukte umgewandelt. Man sollte meinen, daß nach der Erkennung des Umwandlungsvorgangs eine Möglichkeit bestünde,
die Reaktion so zu leiten, daß ausschließlich Vitamin D_2 gewonnen werden kann. Das hat sich aber deshalb nicht ver-

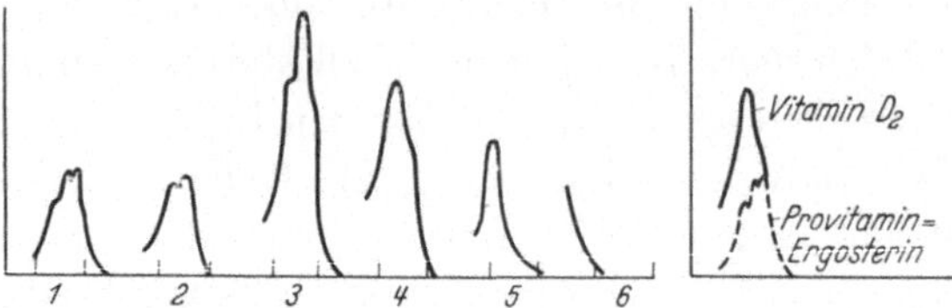

Abb. 26. Absorptionsspektren des Ergosterins und seiner Bestrahlungs-
produkte. (Nach Windaus.) 1 = Ergosterin. 2 = Lumisterin. 3 = Tachysterin. 4 = Vitamin D_2. 5 = Toxisterin. 6 = Suprasterin.

wirklichen lassen, weil die einzelnen Vorgänge nicht nur
nacheinander, sondern auch nebeneinander verlaufen. Mit anderen Worten: zunächst beginnt die Bildung des Lumisterins
aus Ergosterin; während dieses Prozesses setzt nun schon die
Umwandlung des Lumi-
sterins in Tachysterin ein,
so daß bereits zwei Vor-
gänge nebeneinander ver-
laufen. Aus dem Tachy-
sterin entsteht wiederum
bald nach seiner Bildung
das Vitamin D_2 und dieses
setzt sich — während noch
die Umwandlung von Er-
gosterin in Lumisterin in
Gang ist — bereits zu neuen
Produkten um. So ist es zu
erklären, daß alle Belich-
tungsprodukte stets gleich-

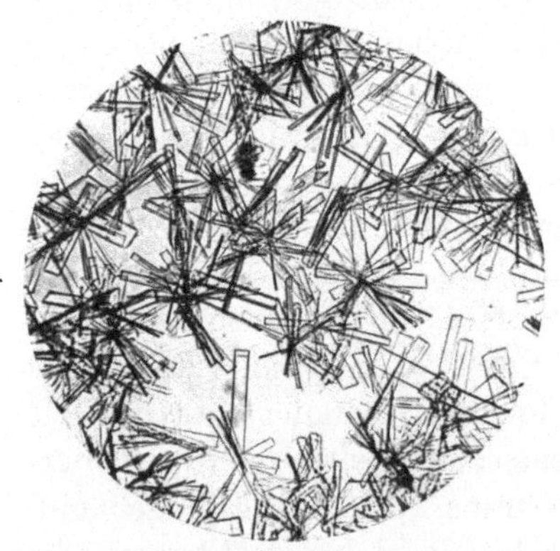

Abb. 27. Kristallisiertes Vitamin D_2.
(Aufn. E. Merck, Darmstadt.)

zeitig vorhanden sind. *Die einzelnen Vorgänge sind bezüglich
ihrer Geschwindigkeit eben zu wenig verschieden.*
Man erhält die besten Ausbeuten an Vitamin D_2, wenn
man den Vorgang dann unterbricht, wenn noch die Hälfte des

104

angewandten Ergosterins unverändert ist. Man kann dieses zurückgewinnen und von neuem bestrahlen.

Zur Verwendung in der Heilkunde muß von den Nebenprodukten vor allem das Toxisterin entfernt werden, denn es ist, wie sein Name verrät, ein ausgesprochen giftiger Körper.

In ganz entsprechender Weise erhält man das Vitamin D_3 durch Bestrahlung des 7-Dehydro-cholesterins.

Die chemische Natur der Vitamine D_2 und D_3.

Wenn wir die stofflichen Eigenschaften von Ergosterin und Vitamin D_2 vergleichen, so ergeben sich bereits im Schmelzpunkt derartige Unterschiede — Ergosterin schmilzt bei 163°, Vitamin D_2 bei 116° —, daß wir auf eine Verschiedenheit der Konstitution schließen können, trotzdem die Zusammensetzung beider vollkommen gleich ist, nämlich $C_{28}H_{43}$—OH. Auch die spezifische Drehung der beiden Stoffe ist verschieden. Ergosterin und Vitamin D_2 sind also „isomer" (von gleicher Zusammensetzung, aber verschiedener Konstitution), und die Wirkung des Lichtes besteht demnach in einer Verschiebung der Bindungsverhältnisse innerhalb des Ergosterinmoleküls, in einer „Umlagerung".

Die chemische Aufklärung des Vitamins D_2 war dadurch wesentlich erleichtert, daß die Konstitution der Sterine und der nahe verwandten Gallensäuren (besonders auf Grund deutscher Arbeiten) weitgehend erforscht war. Für die Ableitung der Struktur des Vitamins D_2 von der des Ergosterins war die Tatsache von ausschlaggebender Bedeutung, daß jenes stärker ungesättigt ist als dieses. Ein Molekül Ergosterin nimmt nämlich bei der Hydrierung mit katalytisch angeregtem Wasserstoff entsprechend den drei aufgezeichneten Doppelbindungen 3 Moleküle Wasserstoff auf, das Vitamin D_2 aber 4. Es ist demnach eine weitere ungesättigte Bindung entstanden. Aus valenz-chemischen Gründen (d. h. weil die Wertigkeit oder das Bindungsvermögen der Atome konstant bleiben muß) ist dies aber nur möglich, wenn sich einer der Ringe geöffnet hat. Dies war am ehesten in dem die beiden Doppelbindungen tragenden, gegen Licht besonders reak-

tionsfähigen zu erwarten. Unter Berücksichtigung weiterer
Tatsachen ergibt sich für das Vitamin D_2 die folgende Konstitution:

$$\text{Ort der Spaltung} \qquad \text{Vitamin } D_2 \ (C_{28}H_{44}O)$$

Die Umlagerung des Ergosterins in das Vitamin D_2 besteht
demnach in der Sprengung des einen Ringes und der Bildung
einer neuen Doppelbindung.

Für die Ableitung der Struktur des Vitamins D_3 von derjenigen des 7-Dehydro-cholesterins gelten ganz ähnliche
Überlegungen, so daß folgende Konstitutionsformel zutrifft:

$$\text{Ort der Spaltung} \qquad \text{Vitamin } D_3 \ (C_{27}H_{44}O)$$

Da das 7-Dehydro-cholesterin auf chemischem Wege aus
Cholesterin zu gewinnen ist, ist D_3 durch „Teilsynthese" zu-
gängig. Die „Totalsynthese" der D-Vitamine, d. h. der Aufbau aus einfachen leicht zugängigen organischen Verbindungen steht noch aus. Hingegen wurden ähnliche, einfachere
Verbindungen synthetisiert, die voll antirachitisch wirksam
sind, wie z. B. folgende:

$$H_2C-CH_2-\ldots\ (\text{Strukturformel})$$

„Photoreaktionen".

Die Bildung der Vitamine D_2 und D_3 stellt ein Beispiel aus einer großen Anzahl sogenannter „photochemischer Reaktionen" dar. Für alle gilt ganz allgemein, daß nur dasjenige Licht chemisch einwirkt, das absorbiert wird. Daher findet die Vitamin-D-Bildung bei Wellenlängen zwischen 260 und 300 mμ statt; denn das ist das Gebiet der stärksten Absorption dieser Provitamine. Handelt es sich in unserem Beispiel lediglich um eine Umlagerung, so muß aber doch noch erwähnt werden, daß in gleicher Weise auch Zersetzungs- und Aufbaureaktionen vorkommen. Die wichtigsten Photoreaktionen sind *aufbauender Art*. So geht die *Assimilation* in der grünen Pflanze, d. h. die Bildung von Stärke aus CO_2 und H_2O, nur im Sonnenlicht vonstatten, wobei die nötige Energie von dem absorbierten Licht geliefert wird.

Physiologische Wirkungsweise.

Während D_2 und D_3 z. B. bei rachitischen Kindern und Ratten etwa gleich wirksam sind, zeigen sich beim Kücken beträchtliche Unterschiede, wie die folgende Gegenüberstellung zeigt:

Schutzdosis bei Kindern: $D_2 = 2{,}5\ \gamma$; $D_3 = 2{,}5\ \gamma$,
,,   ,, Ratten: $D_2 = 0{,}025\ \gamma$; $D_3 = 0{,}025\ \gamma$,
,,   ,, Kücken: $D_2 = 12{,}8\ \gamma$; $D_3 = 0{,}2\ \gamma$.

Über die Wirkungsweise des D-Vitamins im Organismus ist eine Unzahl von Untersuchungen angestellt worden. Wenn trotzdem noch vieles unbeantwortet ist, so beweist das nur, wie schwer es ist, die Vorgänge innerhalb eines komplizierten Zellapparates zu erkennen; denn man läuft immer Gefahr, daß der Körper durch den zur Beobachtung der Vorgänge nötigen Eingriff so umgestimmt wird, daß andere, unwichtige Tatsachen als wesentlich mitregistriert werden.

Als Hauptmerkmal der Rachitis haben wir die Störung des Phosphor- und Kalkstoffwechsels kennengelernt. Da dieser durch die Zufuhr von Vitamin D behoben wird, unterliegt es keinem Zweifel, daß dem Vitamin die Aufgabe zukommt, diesen Mineralstoffwechsel in der richtigen Bahn zu halten. Dazu gehört in erster Linie die Verhinderung einer ungenutzten Ausscheidung von Kalzium- und phosphorsauren Salzen und die Aufrechterhaltung des gegenseitigen Mengenverhältnisses von Ca und P im Organismus. Wir schließen dies daraus, daß die relative Phosphorverarmung des rachitischen Tieres (Ca : P = 4 : 1 statt 4 : 4) durch Vitamin D behoben wird. Der innige Zusammenhang des Vitamin-D-Bedarfes mit dem Gehalt der Nahrung an Kalzium- und Phosphorsalzen geht noch klarer aus folgender Beobachtung hervor: Verabreicht man normalen Ratten eine rachitogene Kost, die Kalzium- und Phosphorsalze in ungefähr gleicher Menge enthält, dann entsteht Rachitis nur sehr langsam und unregelmäßig und wird schon durch ganz geringe Vitaminmengen ausgeheilt. Füttern wir aber eine kalkreiche Kost, so entsteht die Rachitis rasch und mit großer Regelmäßigkeit, und die Heilung erfordert weit größere Vitamin-D-Mengen. Andererseits entsteht die Rachitis auch bei ungenügender Kalziumaufnahme. Die Steuerung des Phosphat-Kalkhaushaltes geschieht wohl in erster Linie durch Beeinflussung der Aufnahme aus dem Darm.

Der *Aufbau der Knochen* geht in verwickelter Weise vor sich. Es ist nicht so, daß sich aus leichtlöslichen Kalziumsalzen und Phosphaten wie im Reagenzglas einfach schwerlösliches Kalziumphosphat niederschlägt, sondern der Mechanismus ist viel feiner. Soweit wir ihn heute durchblicken können, muß das Phosphat in organisch gebundener Form vorhanden sein. Es wird vermutet, daß das D-Vitamin mit diesem Vorgang verknüpft ist, der Beweis für diese Annahme steht aber noch aus. Da der Aufbau der Knochen andererseits aller Wahrscheinlichkeit nach von dem Hormon der

Nebenschilddrüse mit gesteuert wird, scheint hier ein Berührungspunkt einer Vitamin- mit einer Hormonwirkung vorzuliegen.

Wesentlich gesicherter erscheinen unsere Erkenntnisse über das Zusammenwirken von Vitamin D mit dem Schilddrüsenhormon. Beide können sich in gewisser Weise ergänzen. So wird z. B. die Wirkung geringer Vitamin-D-Dosen durch Thyroxin verstärkt, und andererseits kann D-Vitamin die beim Fehlen von Thyroxin auftretenden Ausfallserscheinungen mehr oder minder vollständig beheben.

Vitamin D, ein echter Biokatalysator. In diesem Zusammenhang sei noch eine kleine Rechnung angestellt, die uns so recht vor Augen führt, wie winzig die Vitamin-D-Mengen im Verhältnis zu den anderen Zellbestandteilen normalerweise sind, wie ausgeprägt also die katalytische Wirkung ist. Eine Ratte von 50 g braucht zur Heilung der Rachitis im Verlaufe einer Woche etwa 0,025 γ Vitamin D_2 oder D_3. Rechnet man sich die Zahl der Zellen einer Ratte annähernd aus, so findet man, daß auf eine Zelle rund 500 Moleküle Vitamin entfallen. Das erscheint verhältnismäßig hoch. Wenn man aber weiterhin bedenkt, daß eine einzige Zelle etwa 3 Billionen Moleküle der verschiedensten Art und darunter ungefähr 400 Milliarden Moleküle Eiweiß und Lipoide enthält, dann ergibt sich schließlich, daß *1 Molekül Vitamin D auf 800 Millionen Moleküle Eiweiß und Lipoide trifft. Daraus kann man schließen, daß dem Vitamin innerhalb der Zelle ganz bestimmte, ausgesuchte Wirkungsbereiche zufallen müssen.*

Zum Vergleich sei angeführt, daß ein Molekül Vitamin A nach dieser Rechnung auf 40 Millionen, ein Molekül B_2 auf 2 Millionen Moleküle Eiweiß und Lipoide trifft.

C h e m i s c h e   B e z i e h u n g e n   z u   a n d e r e n   N a t u r s t o f f e n.

Das Phenanthrengerüst ist nicht nur den Sterinen eigentümlich, sondern findet sich bei einer Reihe physiologisch wichtiger Naturstoffe ganz anderen Charakters. Von ihnen stehen die männlichen und weiblichen Geschlechtshormone und die für die Nahrungsaufnahme wichtigen Gallensäuren den Sterinen noch am nächsten. Die chemischen Beziehungen unter ihnen sind verhältnismäßig einfach. Ein etwas weiterer Verwandter tierischer Herkunft ist das Krötengift Bufotalin. Von pflanzlichen Erzeugnissen gehören hierher das Morphin und Kodein und die Herz-Anregungsmittel der Digitalis- (Fingerhut-) Arten. Alle diese verschiedenartigen Körper sind über das Phenanthrengerüst chemisch miteinander verwandt.

Das Fruchtbarkeitsvitamin E (Tokopherol).

Das Vitamin E ist nur einer der Regulatoren, welche die normale Fortpflanzung gewährleisten. Diese erscheint vielmehr als das Ergebnis der Zusammenarbeit vieler Einzelfaktoren, zu denen in erster Linie die Geschlechtshormone gehören. Das Fehlen eines dieser Regler genügt, um das ganze Geschehen in Unordnung zu bringen.

Vorkommen und Bestimmungsmethoden.

Die *beste Vitamin-E-Quelle sind Weizen- und andere Samenkeimlinge* (z. B. Erdnüsse). Ihr Gehalt wird von keinem anderen Pflanzenmaterial erreicht. Sehr viel E-Vitamin enthalten weiterhin Brunnenkresse und Salat. Hingegen weisen Fleisch, Eier, Gerste, Hafer u. a. nur wenig auf. Noch ärmer sind Butter und Milch. Mehl ist fast Vitamin-E-frei. Lebertran enthält ebenfalls sehr wenig. Tierische Produkte sind überhaupt E-arm, weil anscheinend keine Speicherung stattfindet. Die durchschnittliche Ernährung des Menschen ist allerdings so, daß keine schweren E-Avitaminosen beobachtet wurden.

Die biologischen Nachweis- und Bestimmungsmethoden sind langwierig und kostspielig. Die Versuche erstrecken sich über Monate oder gar Jahre; denn die Mangelerscheinungen stellen sich vielfach erst in einer späteren Generation ein, d. h. die Muttertiere können trotz längeren E-Mangels mehrere Würfe vollkommen normal gebären. Die von diesen stammenden Jungtiere werden indes früher steril, weil sie keinen Schutzstoff gespeichert haben. — Man kann auch hier, wie bei den anderen Vitaminen, einen kurativen und einen prophylaktischen Test ausführen. Im ersteren Fall füttert man Weibchen so lange E-frei, bis der Fötus (nach der jeweiligen Befruchtung) nach 20 Tagen abstirbt und resorbiert wird. Dann wird das zu prüfende Futter zugelegt und beobachtet, ob der nächste Wurf normal ausfällt. Die Kontrollen sind natürlich äußerst wichtig. Die kurative Rattendosis beträgt 3 mg reines Vitamin (vgl. unten). Trotz der mühevollen und zeitraubenden Versuchstechnik hat man in der chemischen Erforschung des Vitamins rasche Fortschritte gemacht.

Neben den biologischen gibt es neuerdings auch chemische Bestimmungsmethoden. Sie beruhen darauf, daß Vitamin E ein kräftiges Reduktionsmittel darstellt und demgemäß leicht oxydierbar ist. Man kann z. B. mit Ferrichlorid versetzen und das bei der Reaktion gebildete Ferrosalz kolorimetrisch bestimmen. Hat man den Verbrauch des reinen Vitamins an Ferrisalz einmal festgestellt, so kann man den Vitamingehalt beliebiger Nahrungsmittel leicht ermitteln. Auch Goldchlorid kann zu diesem Zweck verwendet werden.

Die folgende Tabelle gibt einen Überblick über die wichtigsten Vitamin-E-Träger.

Vitamin-E-Gehalt einiger Nahrungsmittel.

	mg E-Vitamin pro kg Material		mg E-Vitamin pro kg Material
Weizenkeimlinge	300	Kokosöl	27
Maiskeimlinge	160	Rindfleisch	33
Grünkohl	60	Leber, Niere (Rind)	15
Grüner Salat	60	Schweinefett	20
Erdnußöl	160	Eidotter	30
Olivenöl	80	Apfelsinen, Bananen	5

Chemische Natur der Tokopherole.

Das Vitamin E ist ein fettlöslicher Körper. Es ist verhältnismäßig beständig gegen Erhitzen oder Behandeln mit Säuren. Auch Luftsauerstoff greift nur langsam an. Ultraviolettes Licht und Alkalien zerstören das E-Vitamin bei längerer Einwirkung, ebenso starke Oxydationsmittel. Reines E-Vitamin ist weniger luftbeständig als Rohpräparate.

Vitamin E heißt auch *Tokopherol* („Träger der Fruchtbarkeit"). In der Natur finden sich mehrere chemisch nahe verwandte Verbindungen mit Vitamin-E-Wirksamkeit. Am

wichtigsten ist das α-Tokopherol, in geringerer Menge kommt
das um eine CH_3-Gruppe ärmere β-Tokopherol vor. Diese
beiden Vitamine sind ölige Substanzen, ihre Ester aber vielfach schön kristallisiert. Bei der Isolierung hat sich vor allem
das „Allophanat" (Ester der Allophansäure) bewährt.

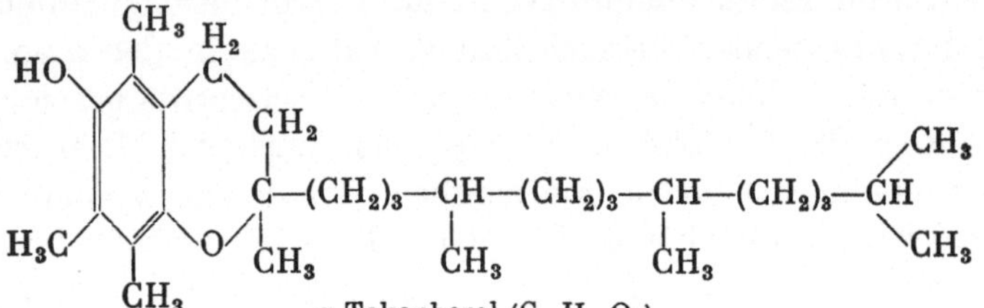

α-Tokopherol ($C_{29}H_{50}O_2$).

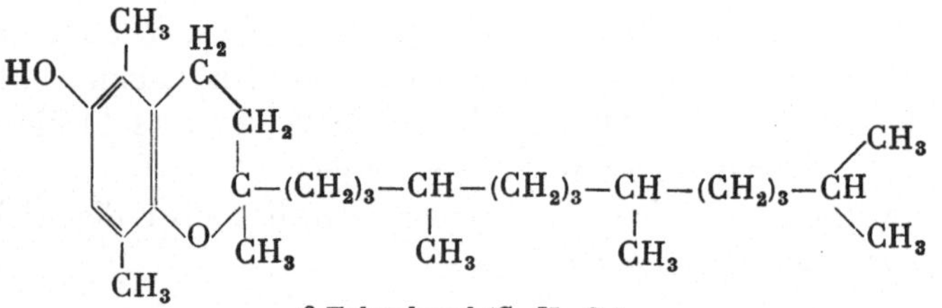

β-Tokopherol ($C_{28}H_{48}O_2$).

Bei der Betrachtung der Formeln fällt eine gewisse Ähnlichkeit mit den Vitaminen A und D auf. Alle 3 Vitamine
enthalten eine Hydroxylgruppe, die chemisch leicht verändert
werden kann, und einen größeren Rest, der nur aus C- und
H-Atomen besteht. Als Folge dieser Zusammensetzung ist ihr
Verhalten gegenüber Fettlösungsmitteln anzusehen, weshalb
sie ja auch als fettlösliche Vitamine bezeichnet werden. Die
OH-Gruppe ihrerseits macht das Molekül nicht nur leicht an-
greifbar (sie kann z. B. verestert werden), sondern bringt auch
eine gewisse Affinität zu den Wassermolekülen der Körper-
flüssigkeiten mit sich.

Zu den angeführten Konstitutionsformeln ist noch zu bemerken, daß sich die lange Seitenkette der beiden Tokopherole
von dem auch im Blattgrün enthaltenen Pflanzenalkohol
Phytol ableitet, der sich seinerseits wieder aus Isoprenresten
aufbaut. Insofern besteht also eine engere Verwandtschaft
zwischen Vitamin A und E.

α- und β-Tokopherol sowie zahlreiche ähnliche Verbindungen sind von verschiedenen Arbeitskreisen synthetisch dargestellt worden. Die Wirksamkeit ist naturgemäß verschieden; denn sie ist aufs engste mit dem Bau des Moleküls verknüpft. Wieviel scheinbare „Kleinigkeiten" ausmachen, zeigte sich am besten am Beispiel der beiden Tokopherole: das um eine CH_3-Gruppe ärmere β-Tokopherol ist nur etwa $1/3$ so wirksam wie die α-Verbindung.

Das antihämorrhagische (Koagulations)-Vitamin K.

Vorkommen.

Vitamin K kommt vor allem in den assimilierenden, d. h. in den grünen Pflanzenteilen vor und gleicht darin mehreren anderen Vitaminen. Sehr gute Vitamin-K-Träger sind Spinat, Kohlarten, Wirsing sowie Luzerne und Kastanienblätter, wobei die grünen Teile stets am K-reichsten sind. Kartoffeln sind eine mäßige, Milch eine schlechte Vitamin-K-Quelle. Im Tierreich ist Vitamin K kaum in nennenswerter Menge gespeichert, lediglich die Schweinsleber ist verhältnismäßig K-reich. Interessanterweise gibt es eine Anzahl sehr Vitamin-K-haltiger Bakterien (B. coli und Myobacterium tuberculosis), so daß in dem verhältnismäßig langen Darm der Säugetiere auf bakteriellem Weg beträchtliche Vitamin-K-Mengen gebildet und resorbiert werden können.

Vitamin-K-Gehalt einiger Nahrungs- und Futtermittel.

	mg K-Vitamin pro kg Material		mg K-Vitamin pro kg Material
Schweineleber	4	Sojabohnen	2
Kückenleber	1	Erbsen	1
Dorschleber	1	Weizen, Weizenkeime	0,3
Spinat	40	Karotten	1
Weißkohl, Blumenkohl	33	Kartoffeln	0,5
Tomaten	4	Luzerne (Klee)	30
Erdbeeren	1	Hanfsamen	3
Hagebutten	1	Sonnenblumensamen	0,6

Die biologische Bestimmung des Koagulationsvitamins geschieht an Vitamin-K-arm ernährten Kücken auf Grund der gesteigerten Prothrombinbildung nach Verabreichung des betreffenden Materials. Auch hier kann man entweder die

Schutz- oder die Heilwirkung heranziehen. Vielfach üblich
ist z. B. folgende Anordnung: man bestimmt den Prothrombingehalt des Blutes vor und nach der Eingabe des zu prüfenden Materials an Hand der Gerinnungsfähigkeit und vergleicht gleichzeitig ein Präparat mit bekanntem Vitamin-K-
Gehalt. Heutzutage, wo wir reines Vitamin zur Verfügung
haben, ist diese Methode besonders einfach.

Konstitution.

Die Erforschung der chemischen Natur des Koagulations-
vitamins ist derjenigen der physiologischen Wirkungsweise
auf dem Fuße gefolgt und hat in erstaunlich kurzer Zeit zur
Synthese beliebiger Mengen geführt, so daß Vitamin K heute
dank der Arbeiten amerikanischer, schweizerischer und deutscher Chemiker bereits ein weitverbreitetes Heilmittel darstellt.

Es gibt mehrere natürliche chemische Substanzen mit ausgeprägter Vitamin-K-Wirkung. Das zuerst aus Luzerne dar-
gestellte wurde Vitamin K_1 (α-*Phyllochinon*) genannt. Aus
faulendem Fisch wurde das Vitamin K_2 gewonnen. Beide
unterscheiden sich, wie die beiden folgenden Formeln zeigen,
nur durch die lange „aliphatische" Seitenkette.

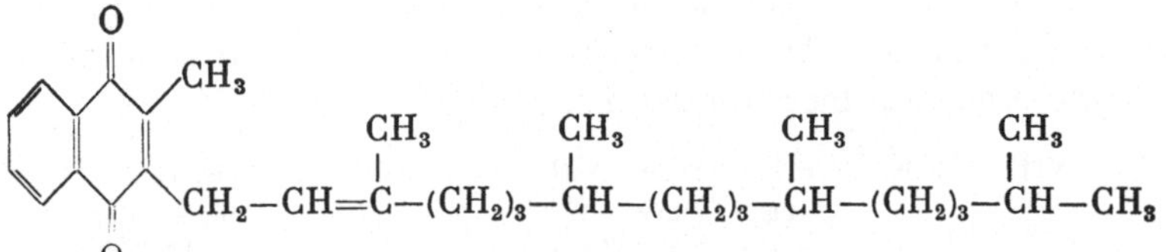

$$CH_2-CH=C-(CH_2)_3-CH-(CH_2)_3-CH-(CH_2)_3-CH-CH_3$$

Vitamin K_1.

$$CH_2-CH=C-(CH_2)_2-CH=C-(CH_2)_2-CH=C-(CH_2)_2-CH$$
$$H_3C-C=CH-(CH_2)_2-C=CH-(CH_2)_2-C-CH_3$$

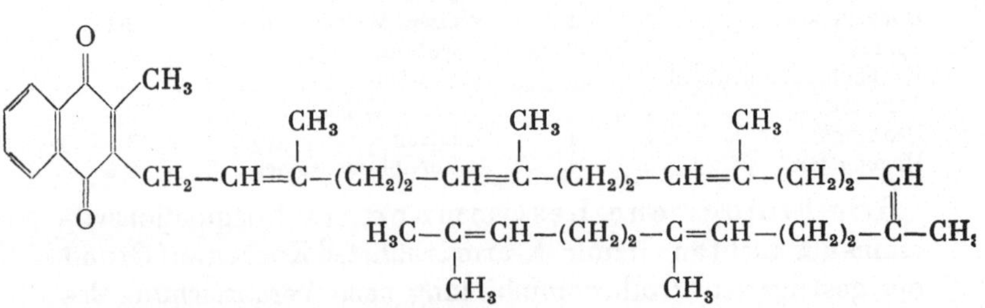

Vitamin K_2.

Charakteristisch für die Vitamine K_1 und K_2 ist der Naphtochinonkern. Er ist in anderer Form in mehreren natürlichen Farbstoffen vertreten, von denen die meisten ebenfalls eine gewisse K-Wirkung besitzen, wenn auch nicht so stark wie K_1 und K_2. Hervorzuheben ist hier der als Vitamin K wirksame orangefarbene Farbstoff der Tuberkelbazillen, das Phthiocol. Eigentümlicherweise werden die beiden Koagulationsvitamine K_1 und K_2 von einem einfacheren Vertreter der Reihe, dem sog. 2-Methyl-naphtochinon-1,4, beträchtlich übertroffen, so daß die Möglichkeit besteht, daß das eigentliche Vitamin im Organismus durch chemischen Abbau von K_1 und K_2 zu dieser Verbindung entsteht.

2-Methyl-naphtochinon-1,4.

Die Chinone sind ganz allgemein sehr reaktionsfähige Körper, insbesondere gegen Alkalien und kurzwelliges Licht. Beide Eigenschaften finden sich auch bei den K-Vitaminen wieder. Sie lassen sich ferner durch Anlagerung von Wasserstoff zu den „Hydrochinonen" reduzieren, die ihrerseits durch Oxydation wieder in die Chinone übergehen:

Chinon   Hydrochinon

Welche der beiden Formen jeweils vorliegt, hängt von dem Angebot an Oxydations- bzw. Reduktionsmittel ab. Solche Übergänge sind in abgewandelter Form auch in der lebenden Zelle möglich, zum Teil sogar lebenswichtig. Auf Grund dieser Tatsachen ist es zu verstehen, daß neben der „oxydierten" auch die „reduzierte" Form der K-Vitamine wirksam ist. Diese bietet außerdem noch den Vorteil, daß man die beiden OH-Gruppen durch Umsetzung mit Säuren verestern und das an sich fettlösliche Vitamin K auf diese Weise wasserlöslich machen kann. Man erspart dem Körper so eine gewisse Arbeit, nämlich die Anlagerung gewisser Gallenbestandteile (s. o.) zum Zwecke der Löslichmachung in Wasser. Ein besonders wirksames Präparat auf dieser Grundlage stellt das Natriumsalz des *2-Methylnaphtohydrochinon-bernsteinsäureesters* dar, das folgende Formel hat:

$$O \cdot CO \cdot CH_2 \cdot CH_2 \cdot CO_2Na$$
$$CH_3$$
$$O \cdot CO \cdot CH_2 \cdot CH_2 \cdot CO_2Na.$$

Das antineuritische Vitamin B_1 (Aneurin, Thiamin).

Das antineuritische Vitamin B_1, in Europa Aneurin, in Amerika auch Thiamin genannt, gehört zu einer großen Gruppe wasserlöslicher Vitamine, die man vom Beginn der Vitaminforschung an bis zum Jahre 1926 als ein einziges Vitamin betrachtet hatte. In der Zwischenzeit hat sich herausgestellt, daß der „B-Komplex" etwa 15 (!) „Vitaminindividuen" umfaßt, die zum größten Teil schon recht gut gekennzeichnet sind. Die im Jahre 1926 durch amerikanische Forscher erfolgte Unterteilung hat als Hauptvertreter des B-Komplexes neben dem antineuritischen Vitamin das Antipellagra-Vitamin ergeben. Beide sind dadurch leicht zu unterscheiden, daß *das antineuritische Vitamin beim Erhitzen zerstört wird, während das Anti-Pellagra-Vitamin kochbeständig ist.* Dieses unterschiedliche Verhalten hat die Bearbeitung des Gebietes sehr erleichtert. Später wurden auch die für die Bildung der Blutkörperchen notwendigen Wirkstoffe der B-Gruppe zugeordnet. Schließlich gehören noch einige andere als „Wachstumsfaktoren" bezeichnete Vitamine hierher, die auch für den Menschen unentbehrlich sind, ohne daß allerdings normalerweise eine entsprechende menschliche Avitaminose zu beobachten ist, weil die Versorgung im allgemeinen ausreicht.

Die Schutzwirkung von Reiskleie gegen Beriberi wurde vor etwa 45 Jahren bekannt; die ersten kristallisierten (aber noch unreinen) B_1-Präparate hatte man vor etwa 36 Jahren in Händen. Die Aufklärung der Konstitution durch englische, amerikanische, holländische und deutsche Forscher wurde 1936, also 40 Jahre nach der Entdeckung des Schutzstoffes in der Reiskleie, abgeschlossen. Gleichzeitig erfolgte auch die Synthese, so daß auch dieses Vitamin ohne Zuhilfenahme der Pflanze in beliebiger Menge hergestellt werden kann.

Vorkommen.

Die besten natürlichen B_1-Quellen sind Reiskleie und Hefe, insbesondere trockne Bierhefe. Wässerige Hefeextrakte, die auch andere B-Vitamine enthalten, sind daher sehr vorteilhafte Zusätze zu unserer normalen Kost und sollten (in schmackhafter Form) allgemeine Anwendung finden. In unserer Nahrung ist der wichtigste Aneurinspender das Brot, besonders in Form des *Vollkornbrotes*. Da Vitamin B_1 vor allem im Getreidekeimling vorkommt, dieser aber bei großzügiger Ausmahlung in die Kleie gelangt, ist *Weißbrot* als Vitamin-B_1-Träger *bedeutungslos*. Von Vollkornbrot braucht der Erwachsene zur Deckung seines B_1-Bedarfs täglich etwa 350 g, von dem üblichen Bäckerbrot (entsprechend 65% Ausmahlung) jedoch etwa 850 g! Neben dem Brot ist unser wichtigster B_1-Spender die Kartoffel. 500 g Kartoffeln pro Tag können den B_1-Bedarf schon gut zur Hälfte decken. Auch die Gemüse enthalten ganz ansehnliche B_1-Mengen. Milch und Fleisch sind im allgemeinen schlechte B_1-Quellen, lediglich Schweinefleisch und die inneren Organe von Fischen sind gute Spender. Eine Übersicht gibt die folgende Tabelle, bei der allerdings zu beachten ist, daß Aneurin gegen Kochen ziemlich empfindlich ist, so daß der B_1-Gehalt der gekochten Nahrungsmittel im allgemeinen tiefer liegt.

mg Vitamin B_1 in 1 kg Material

Trockene Bierhefe	50
Bierhefe-Extrakt	50
Reiskleie	27
Geflügelfleisch	20
Weizenkeimmehl	19
Bäckerhefe	10
Roggenkeimmehl	10
Schweinefleisch	8
Fischrogen	8
Herz, Leber, Niere	5
Erbsen, Bohnen, Nüsse	2—5
Grünkohl, Rosenkohl	2
Vollkornbrot	2
Muskelfleisch	1,5
Obst, Südfrüchte	0,5—1
Kartoffel, Gemüse	1
Möhren, Rüben, Kohlrabi	0,7
Eier, Käse, Milch	0,5
Weißbrot	0,4
Butter, Fett	0

Der Erwachsene benötigt etwa 1—2 mg Aneurin täglich.

Bestimmungsmethoden.

Die Krampfanfälle der polyneuritischen Taube werden am häufigsten zur biologischen Bestimmung herangezogen, wobei meist der kurative Test Verwendung findet. Die Tiere werden mit unter Druck erhitztem („autoklaviertem") poliertem Reis, Lebertran und Wasser ernährt. Nach einigen Wochen bekommt ungefähr die Hälfte der Tauben Krampfanfälle (die übrigen erkranken an den früher beschriebenen Lähmungserscheinungen und lassen sich nicht zu einem Test verwenden). Die Verabreichung des zu prüfenden Materials kann durch Verfüttern geschehen; noch besser aber ist es, einen wässerigen Auszug zu machen und diesen unter die Flügel einzuspritzen, wodurch die krampfhafte Haltung innerhalb weniger Stunden aufhört. Die Heilung ist dann endgültig, wenn innerhalb 36 Stunden kein neuer Anfall eintritt, wobei man die Tiere zur Prüfung an den Füßen packt und im Kreise herumschwingt. Sind sie tatsächlich gesund, so darf dabei kein neuer Krampfanfall eintreten. — Die Tauben-Tagesdosis errechnet man aus der Menge verabreichter Substanz und der Anzahl der Tage bis zum Wiedereintreten der Krämpfe.

Wenn man also mit 5o mg Substanz eine fünftägige Heilung erzielen kann, dann ist die *kurative Tauben-Tagesdosis* 5o mg : 5 = 10 mg. Reinstes Vitamin B_1 wirkt bei diesem Test in einer Menge von etwa 2 γ.

Neben dem genannten Taubentest ist auch ein kurativer Rattentest üblich.

In England wurde eine Methode gefunden, die besonders wegen ihrer physiologischen Bedeutung Beachtung verdient, doch müssen wir zu ihrem Verständnis etwas weiter ausholen und uns kurz mit der *Atmung* befassen. Jedes gesunde lebende Gewebe atmet, d. h. es nimmt Sauerstoff auf und verbrennt damit organische Substanzen (vor allem Zucker) zu Kohlendioxyd und Wasser, welche als „Stoffwechselprodukte" ausgeschieden werden. Die Atmung der Gewebe findet auch in vitro statt, ohne daß der Gesamtorganismus noch etwas dazu tun kann. Das heißt, sie geht noch eine gewisse Zeit weiter, wenn man Gewebsstücke *frisch* in eine passende Nährlösung bringt und sie mit Luft versorgt. Man kann nun mit Hilfe einer geeigneten Versuchsanordnung den Verbrauch von Sauerstoff und die Bildung von Kohlensäure messen, also die Intensität der Atmung bestimmen.

Das normale Gehirn besitzt einen ziemlich konstanten Sauerstoffverbrauch, so daß man *krankhafte Abweichungen leicht erkennen* kann; z. B. wurde gefunden, daß die Oxydationskraft des Gehirns polyneuritischer Tauben gegenüber Traubenzucker (in Form seines Phosphorsäureesters) und gegenüber Milchsäure (die ein Zwischenprodukt des Zuckerabbaues ist) in vitro stark geschwächt ist. Bei anderen Avitaminosen konnte dies nicht beobachtet werden, so daß es sich also um eine „spezifische" B_1-Mangelerscheinung handelt. Je ausgeprägter der Krankheitszustand, desto geringer die Atmung des Gehirns. Diese wird jedoch wieder normal, wenn man die Krampfzustände mit Vitamin B_1 heilt, wobei die Wiederherstellung der Atmung mit der äußerlich erkennbaren Besserung des Zustandes einhergeht. Das Vitamin scheint daher sehr rasch in das Gehirn einzudringen. Nun ist diese „Aktivierung" der Atmung nicht darauf beschränkt, daß man das Aneurin dem lebenden polyneuritischen Tier einverleibt, sondern sie tritt auch ein, wenn man es in bestimmter Form den Hirnstücken in vitro zusetzt. Damit wird der „*Katatorulintest*" vereinfacht. Die Zunahme der Atmung geht innerhalb bestimmter Grenzen und unter genau festgelegten Bedingungen der vorhandenen Wirkstoffmenge parallel, so daß man nur die Sauerstoffaufnahme des avitaminotischen, des mit B_1 aktivierten avitaminotischen und des normalen Hirns in vitro zu vergleichen braucht.

Eine weitere bequeme Nachweismethode beruht darauf, daß *der Herzschlag bei B_1-Mangel sehr verlangsamt* ist. Dieser „*Pulstest*" hat gegenüber anderen den Vorteil, daß das Nachlassen des Herzschlags verhältnismäßig rascher eintritt als beispielsweise die Krämpfe. Verwendet werden Ratten mit einem Gewicht von ungefähr 120 g, deren Puls infolge des B_1-Mangels auf 350 bis 450 Schläge pro Minute gefallen ist und durch Verabreichung von B_1 wieder auf die Norm gebracht wird. Die nebenstehende Abbildung zeigt uns den typischen Verlauf

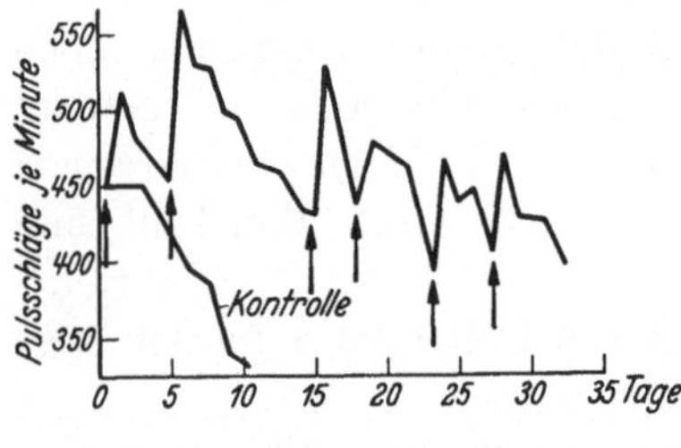

Abb. 28. Pulszahl-Test. (Nach Baker.)

eines derartigen Versuches. Verwendet wurden zwei Ratten. Die eine als Kontrolle dienende wurde fortgesetzt ohne B_1 ernährt, bis sie nach 10 Tagen starb, während die andere in Abständen von einigen Tagen jeweils ein B_1-Präparat verabreicht erhielt. Die Pfeile bedeuten den Tag, an welchem eine neue Zugabe erfolgte. Als Folge der B_1-Zufuhr sehen wir jeweils ein starkes Ansteigen der Pulszahl, die nun nach und nach in dem Maße wieder zurückgeht, als das Vitamin verbraucht wird. Aus der Intensität und der Dauer der Pulssteigerung kann man auf die Menge des verabreichten Vitamins B_1 schließen.

Zu den biologischen Methoden gehört auch noch der Gärtest. Da Aneurin (als Pyrophosphorsäureester) die Gärung beschleunigt, hat man in der entwickelten Kohlendioxydmenge ein Maß für die Menge des vorhandenen Vitamins.

Auch das Wachstum von Pilzen ist zur Vitamin-B_1-Bestimmung gut geeignet (vgl. Abb. 40).

Neben diesen biologischen stehen uns heute eine Anzahl *chemischer Bestimmungsmethoden* zur Verfügung. Aneurin hat die Eigenschaft, mit sog. Diazoverbindungen (das sind Umsetzungsprodukte aus aromatischen Aminen und salpetriger Säure) gelbrote Farbstoffe zu bilden, die sich durch Vergleich der Farbintensitäten (kolorimetrisch) ermitteln lassen. — Weiterhin kann Aneurin durch Oxydation in schwach alkalischer Lösung in einen blau fluoreszierenden Körper, das Thiochrom, umgewandelt werden, das sich sehr gut zur quantitativen Bestimmung eignet. Man mißt dabei nicht die Farbe, sondern die Fluoreszenz im ultravioletten Licht.

Der B_1-Bedarf von Mensch und Tier.

Die innigen Beziehungen des antineuritischen Vitamins zum Kohlenhydratstoffwechsel zeigen sich darin, daß der Bedarf an Vitamin sehr stark von der Aufnahme von Zucker und Mehl abhängt. (Auf diese Zusammenhänge kam man auch bei anderen menschlichen Avitaminosen, als man sah, daß gewisse Nahrungsmittel den Ausbruch bestimmter Mangelkrankheiten geradezu förderten.) Die „Giftwirkung" von Zucker und mehlhaltigen Speisen bei B_1-Mangel kann also zum Teil damit erklärt werden, daß der Vitaminbedarf größer ist, so daß bei gleichbleibender Vitaminzufuhr die Krankheit also früher eintreten oder heftiger verlaufen muß.

Die einzelnen Tierarten haben infolge ihres ungleichen Stoffwechsels ganz verschiedenen Bedarf an B_1. Für alle gilt indessen, daß trächtige und stillende Tiere besonders große Mengen benötigen. Es ist in diesem Zusammenhang ganz lehrreich, wie weit die Wissenschaft bereits mit Rechenoperationen in das Gebiet der Vitamine eingedrungen ist: man kann nämlich den *B_1-Bedarf* eines Tieres im voraus *berechnen*. Man erhält nach der Originalformel allerdings nicht unmittelbar die B_1-Menge, sondern die Menge eines in bestimmter Weise hergestellten Hefepräparates. Das ist aber gleichgültig; denn aus dem B_1-Gehalt der Hefe lassen sich die Absolutzahlen für reines Vitamin leicht berechnen.

Die Abhängigkeit von der Tier*art* gibt sich in der Formel als „Konstante" K kund, die Abhängigkeit vom Körpergewicht ist eine sog. Exponentialfunktion. Die Formel der amerikanischen Forscher lautet:

$$\text{Vitamin-B}_1\text{-Bedarf (mg)} = \text{Gewicht}\ ^{5/3}\ (\text{g}) \times K\ .$$

Man muß also das Gewicht in *Gramm* angeben, dann erhält man den Bedarf in *Milligramm* Trockenhefe. Die Konstante K ist für die Maus 0,15, für die Ratte 0,01, für die Taube 0,0037 und für den Hund 0,000076; sie nimmt also mit zunehmender Körpergröße der Tierart ab. Das bedeutet aber, daß der Bedarf bei größerer Tierart infolge des anderen Stoffwechsels verhältnismäßig geringer ist. Für einen Hund von 10 kg berechnet man nach der Formel:

$$\text{Vit.-Bed.} = 10\,000\ ^{5/3} \times 0{,}000\,076 = 354\ \text{mg.}$$

Im Experiment hat man tatsächlich einen täglichen Bedarf von 360 mg gefunden.

Eine ähnliche Formel gilt für den Vitaminbedarf des Menschen. Sie lautet:

$$\text{Vit.-Bed.}_{(\text{mg})} = \text{Kal.} \times \text{Gewicht}_{(\text{Gramm})} \times 0{,}000\,028\,4.$$

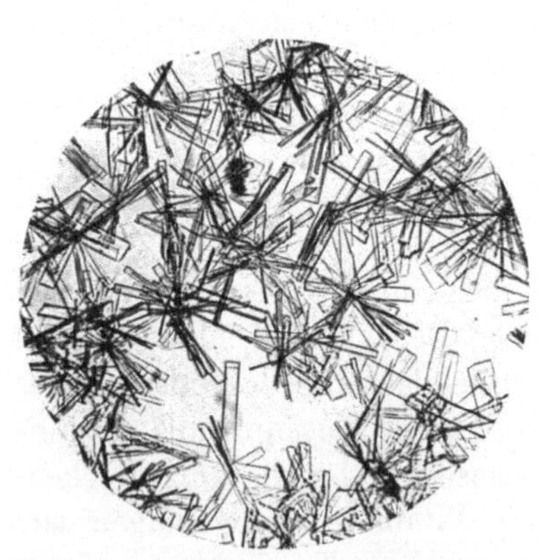

Abb. 27. Kristallisiertes Vitamin D_2. (Aufn. E. Merck, Darmstadt.)

Darin bedeutet Kal. ($=$ Kalorien) den gesamten Energieumsatz pro Tag, während 0,000 0284 die Konstante für die „Art Mensch" ist. In dem Wert für Kal. kommt zum Ausdruck, daß der B_1-Bedarf von dem Stoffwechsel und der Arbeitsleistung abhängig ist.

Der Mensch braucht pro Tag mindestens 1 mg reines Vitamin. Fast alle Tierarten sind auf B_1-Zufuhr angewiesen. *Scheinbare Ausnahmen* sind das Rind, das Schaf und die Ziege. Es hat sich aber herausgestellt, daß auch sie nicht ohne B_1 leben können. Der Unterschied liegt nur darin, daß sie es unmittelbar von ihren Darmbakterien beziehen, die es aus den Nährstoffen im Darm synthetisieren und an das Wirtstier abgeben.

Eigenschaften des Aneurins.

Die Reindarstellung aus natürlichem Material ist ziemlich langwierig und schwierig. Aus 5o kg Trockenhefe gewinnt man 6o mg reines Vitamin, aus der gleichen Menge Reiskleie 25o mg. Heute können beliebige Mengen synthetisch dargestellt werden.

Vitamin B_1 wird verhältnismäßig leicht zerstört. Die Inaktivierung beim Erhitzen hängt von den näheren Umständen ab; trockenes Erhitzen schadet z. B. weniger als Kochen in Lösung. In Gegenwart von Säuren ist es wiederum stabiler als in alkalischer Lösung. — Von Fullererde, einer bestimmten Tonerde, wird es bei neutraler Reaktion leicht adsorbiert, nicht dagegen bei saurer. Im Gegensatz dazu werden Vitamin B_2 und der Anti-Pellagra-Faktor bei saurer Reaktion von der Fullererde gebunden. Mit dieser *Adsorptionsmethode* hat man also *ein einfaches Verfahren zur Unterscheidung und Trennung der Hauptvertreter des B-Komplexes* zur Hand.

Die Konstitution.

Die beständigste Form des Vitamins B_1 ist das doppelt salzsaure Salz der „Vitaminbase" von folgender Konstitution:

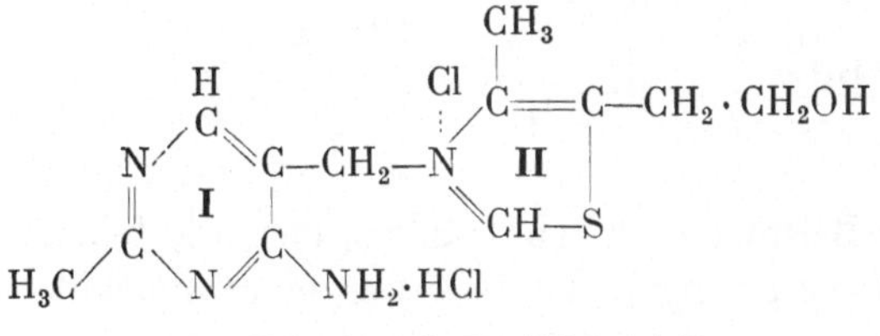

$$\text{Aneurin, Thiamin } ([C_{12}H_{18}ON_4S]^{++} Cl_2^{--}).$$

Wir erkennen an der Formel, daß Vitamin B_1 aus einem Sechsring mit zwei Stickstoffatomen (I) und einem Fünfring mit einem Stickstoff- und einem Schwefelatom (II) aufgebaut ist. Der Sechsring oder „Pyrimidinring" hat mit dem äußeren

123

stickstoffhaltigen Ring des Vitamins B_2 eine gewisse Verwandtschaft. Der schwefelhaltige Ring leitet sich von dem sog. „Thiazol" ab. Die Salzbildung (d. h. in diesem Falle die Bindung von Cl bzw. HCl) findet an zwei Stickstoffatomen statt, die eben für die basischen Eigenschaften des Moleküls verantwortlich sind.

3γ der obigen Verbindung sind eine *internationale Einheit.*

Vitamin B_1 kann verschiedene Veränderungen erleiden, ohne daß die Vitaminwirkung vollständig erlischt. Es gibt allerdings so viele Möglichkeiten chemischer Abwandlung, daß wir nur wenige herausgreifen können. Von besonderer Wichtigkeit ist die Amino- (NH_2-) Gruppe im Pyrimidinkern: wird in ihr z. B. ein H-Atom durch CH_3 substituiert, so sinkt die Wirksamkeit auf $^1/_{240}$ der des Aneurins. Auch die CH_3-Gruppe des Pyrimidinringes hat Bedeutung: wird sie durch ein H-Atom ersetzt, so sinkt die Wirksamkeit auf $^1/_{22}$; beim Ersatz durch den C_2H_5-Rest bleibt sie jedoch praktisch erhalten; beim Austausch gegen C_3H_7 sinkt sie auf $^1/_3$ und bei C_6H_5 sogar auf $^1/_{80}$. Wird die noch freie (d. h. mit einem H-Atom besetzte Stelle) des Pyrimidinringes durch eine CH_3-Gruppe substituiert, so sinkt die Vitamin-B_1-Wirkung sogar auf $^1/_{800}$. In der folgenden Formel ist der eingeführte CH_3-Rest fett gedruckt:

$$
\begin{array}{c}
\mathbf{CH_3} \qquad\qquad\qquad Cl \quad\; CH_3 \\
| \qquad\qquad\qquad\qquad \vdots \quad\;\; | \\
C \qquad\qquad\qquad\qquad\quad C\!=\!\!=\!C-CH_2\cdot CH_2OH \\
\diagup\;\diagdown\qquad\qquad\qquad\diagup\qquad\quad | \\
N \qquad C-CH_2-N \qquad\;\; CH\!-\!S \\
\|\qquad\quad | \qquad\qquad\diagdown \\
H_3C-C \qquad C \\
\diagdown\qquad\diagup\diagdown \\
N \qquad\quad NH_2
\end{array}
$$

Dieses Beispiel zeigt sehr eindringlich, wie fein die lebende Zelle auf die geringste Veränderung eines Moleküls reagieren kann.

Ausschlaggebend für die Wirksamkeit ist ferner die hydroxylhaltige Gruppe ($-CH_2\cdot CH_2\cdot OH$) des Thiazolringes. Zwar kann man unter einer gewissen Erhaltung der Vitaminwirkung andere OH-Gruppen enthaltende Alkylgruppen einführen, doch führt der vollständige Ersatz der Gruppe durch

OH-freie Reste zu inaktiven Verbindungen. Die Ursache für die entscheidende Rolle der OH-Gruppe werden wir im nächsten Abschnitt kennenlernen.

Vitamin B_1 als Fermentbestandteil.

Vitamin B_1 ist eines der wenigen Beispiele, wo wir über die Wirkungsweise Eingehenderes wissen, wenn natürlich auch noch sehr viel weitere Forschungsarbeit bis zur vollständigen Klarstellung notwendig sein wird. In Heidelberg wurde vor kurzem die grundlegende Entdeckung gemacht, daß Aneurin ein Bestandteil wichtiger Fermente ist (Lohmann). Zum Verständnis dieser Tatsache sei daran erinnert, daß die Fermente ohne Ausnahme Eiweißkörper sind und besonders aktive Stellen im Molekül enthalten, an denen sich die chemischen Reaktionen abspielen. In zahlreichen Fällen ist es gelungen, die Enzyme in den zugrunde liegenden Eiweißkörper und die chemisch wirksame Gruppe zu spalten und die Spaltstücke anschließend wieder zum Enzym zu vereinigen. Während die Spaltstücke Eiweiß (auch Träger oder Apoferment genannt) und wirksame Atomgruppe (Wirkgruppe oder Co-Ferment) keine Enzymwirkung besitzen, stellt die chemische Verbindung der beiden das vollwirksame Ferment (Holoferment) dar.

Vitamin B_1 stellt eine derartige Wirkgruppe von Fermenten dar, und zwar von solchen, die den weiteren Abbau der als Stoffwechselzwischenprodukt im Pflanzen- und Tierreich so wichtigen Brenztraubensäure besorgen. Die Wirkgruppe dieser Fermente besteht aus dem Pyrophosphorsäureester des Aneurins — auch Cocarboxylase genannt — von der folgenden Struktur:

Cocarboxylase.

Die Bedeutung des Aneurinpyrophosphats als Co-Ferment erstreckt sich praktisch über alle Lebewesen. Die chemische Wirkungsweise wurde bisher am klarsten beim Gärungsvorgang erkannt. Auch hier nimmt die Brenztraubensäure eine bedeutsame Stellung ein. Damit der Gärungsvorgang folgerichtig unter Bildung von Äthylalkohol und Kohlendioxyd ablaufen kann, muß die Brenztraubensäure nach folgender Gleichung zerfallen:

$$CH_3-CO-CO_2H \longrightarrow CO_2 + CH_3-CHO$$

Brenztraubensäure   Kohlendioxyd   Acetaldehyd,

wobei der Acetaldehyd im Anschluß daran in Äthylalkohol übergeführt wird. Diese Spaltung der Brenztraubensäure wird durch das Ferment Karboxylase hervorgerufen, dessen Co-Ferment (Cocarboxylase) der erwähnte Aneurin-pyrophosphorsäure-ester darstellt. Aneurin ist also diejenige aktive Gruppe des Ferments, an der der Zerfall der Brenztraubensäure vor sich geht.

Im tierischen Stoffwechsel wird die Brenztraubensäure in anderer, weniger übersichtlicher Weise weiter abgebaut. Hier findet neben der CO_2-Abspaltung gleichzeitig eine Dehydrierung (Oxydation) statt, und es ist sehr wahrscheinlich, daß Vitamin B_1 dabei eine Veränderung seines Oxydationszustandes erfährt. (Es kann durch chemische Methoden sowohl reduziert als auch oxydiert werden.) Wenn auch die Einzelheiten der Wirkung des Aneurins hier noch nicht festliegen, so ist doch bewiesen, daß es als Co-Ferment des Ferments *„Brenztraubensäureoxydase"* den Zuckerabbau im Organismus lenkt. Nun verstehen wir auch das gehäufte Auftreten der Brenztraubensäure bei Vitamin-B_1-Mangel. Ebenso verständlich ist es uns, daß die OH-Gruppe des Vitamins so außerordentlich wichtig ist; denn ohne sie ist die Bildung des Co-Ferments aus dem Aneurin nicht möglich.

Die Phosphorsäureester sind im Pflanzen- und Tierreich als lebensnotwendige Zellbestandteile weitverbreitet. Sie finden sich in den Nukleinsäuren der Zellkerne, als Zwischenprodukte des Kohlenhydratabbaues und nach den Erkenntnissen der letzten Jahre besonders als Bestandteile von Fermenten, wie wir weiterhin auch in den nächsten Abschnitten sehen werden.

Mit seiner Tätigkeit als Wirkgruppe von Fermenten ist die Rolle des Aneurins aber noch nicht erschöpft. So wirkt z. B. sein Essigsäureester, das Acetyl-aneurin, stofflich an der Weiterleitung der Nervenreize mit.

Die Taubenwachstumsfaktoren B_3 und B_5

sind Ergänzungsstoffe des Vitamins B_1. Für sich allein ist keiner der Faktoren beim Wachstum wirksam, sondern nur zusammen mit B_1.

Vitamin B_3 kommt im Weizen, im Roggen, in der Gerste und der Hefe vor. Fleisch enthält wenig, Milch, Spinat, Kartoffeln und Tomaten enthalten sehr wenig. Es wird durch Erhitzen oder durch Behandlung mit Säuren oder Alkalien leicht zerstört.

Im Gegensatz dazu ist der Faktor B_5 gegen Alkali beständig und kann dadurch von B_3 unterschieden werden. Er findet sich im Weizen und in der Hefe in reichlicher Menge.

Das Vitamin B_2 (Laktoflavin).

Zwischen den Schutzstoffen gegen Pellagra und Beriberi haben sich ganz eigentümliche Parallelen ergeben; denn es hat sich herausgestellt, daß auch zu dem die Hauterkrankung der Pellagra heilenden Vitamin weitere Ergänzungsstoffe gehören und daß erst das gemeinsame Fehlen das Gesamtbild der Pellagra ausmacht. Anfangs glaubte man, es handele sich dabei nur um *ein* weiteres Vitamin. In Wirklichkeit kommen aber mehrere Begleitvitamine in Frage. Prüft man z. B. Kochsäfte aus Leber, Nieren, Herz, Eiklar oder frische Milch, so findet man bei Anwendung einer bestimmten Mangeldiät sehr gute Wachstumswirkung an Ratten. Wird nun der in den genannten Nahrungsmitteln in auffälliger Weise vorhandene gelbe, in Lösung stark grün schillernde („fluoreszierende") Farbstoff angereichert — wobei die farblosen Begleitstoffe großenteils abgetrennt werden —, dann verschwindet die Wachstumswirkung dieser gereinigten Lösungen. Sie kehrt aber in vollem Umfange wieder, wenn man zu dem Farbstoff einen bestimmten Anteil der abgetrennten Begleitstoffe nachträglich wieder hinzufügt. Damit war nachgewiesen, daß das „Antipellagravitamin" meist von mindestens zwei weiteren B-Vitaminen begleitet wird. Den *gelben, grün fluoreszierenden Stoff* nannte man *Vitamin B$_2$*.

Farbstoffe von der Art des Vitamins B$_2$ waren bis vor kurzer Zeit unbekannt. Das System der organischen Chemie ist somit um eine neue Klasse bereichert worden; denn man kann heute nicht nur das Vitamin, sondern eine ganze Reihe ähnlicher Farbstoffe synthetisch herstellen, die mit dem Vitamin B$_2$ zwar das Grundskelett des Moleküls gemeinsam haben, sich sonst aber beträchtlich unterscheiden. Diese neuen Farbstoffe heißen (nach ihrer gelben Farbe) *Flavine*. Die natürlich vorkommenden Flavine nennt man in ihrer Gesamtheit auch *Lyochrome* (= wasserlösliche Farbstoffe). Sie bilden das Gegenstück zu den *Lipochromen*, den fettlöslichen Farbstoffen des tierischen Körpers, zu denen die Karotinoide gehören. Das Vitamin B$_2$ wurde in reiner Form zum erstenmal in Heidelberg gewonnen, und zwar aus Molke. Es wird daher auch *Laktoflavin* genannt (K u h n , W a g n e r - J a u r e g g).

Vorkommen.

Die folgende Tabelle gibt den Flavingehalt verschiedener Nahrungsmittel in Milligramm pro Kilogramm oder Liter an.

	mg Laktoflavin pro kg Material
Leber (Rind, Kalb, Schwein)	20—30
Niere, Herz (Rind, Kalb, Schwein)	10—20
Fleisch (Rind, Kalb, Schwein)	2—3
Hirn	2—3
Lunge, Milz	0,5—1,0
Blut	0,03
Kuhmilch	1—2
Rahm, Fett	0
Frauenmilch	0,5
Käse	2—4
Hühnerei	3—4
Fischmuskel	0,5—2,5
Fischleber	0,5—7
Fischrogen	2—14
Weizen, Roggen, Gerste, Hafer, Reis, Mais	1—2

	mg Laktoflavin pro kg Material
Erbsen, Linsen	1—2
Karotten, Rotrüben	0,5—1,0
Kartoffeln	0,3—0,5
Spinat, Mangold	2—3
Salat, Grünkohl, Grüne Bohnen	1—2
Obst	0,5—1,0
Honig	0,5—1,0
Bäckerhefe, Bierhefe trocken	20—30

Sehr Vitamin-B$_2$-reich sind also die inneren Organe der Säugetiere. Muskelfleisch und Gemüse sind verhältnismäßig B$_2$-arm. Hervorzuheben ist noch der Fischrogen. Der *Tagesbedarf des Menschen beträgt 1—2 mg*, so daß pro Tag etwa 5o g Leber, 100 g Herz, 1 l Milch oder 0,5 kg Spinat notwendig sind. Wenn auch Kartoffeln und Gemüse nicht allzuviel B$_2$ enthalten, so ist die Gefahr eines B$_2$-Mangels bei uns doch so gut wie ausgeschlossen.

Unterscheidung
zwischen freiem und gebundenem Vitamin B$_2$.

Wir müssen hier noch einiges über die Art des Vorkommens von Vitamin B$_2$ einschalten. Es hat sich ergeben, daß das Laktoflavin in den meisten Fällen gar nicht frei vorkommt, sondern an Eiweiß gebunden ist. Zur *Unterscheidung der freien von der gebundenen Form* gibt es eine einfache Versuchsanordnung, die man am besten mit einem *Sieb* vergleicht.

Denken wir uns eine Hülse aus Pergamentpapier (die Skizze gibt einen Querschnitt wieder), in der — in Wasser gelöst — große und kleine Moleküle frei beweglich „umherschwimmen", ohne daß wir natürlich die einzelnen irgendwie unmittelbar sehen können! Stellen wir uns ferner vor, die Hülse werde in ein Gefäß mit reinem Wasser gebracht. Nun hat das Pergamentpapier feine Poren und läßt Moleküle, deren Querschnitt kleiner als die Öffnung dieser Poren ist, durchtreten. Wenn also in unserem Versuch die kleineren Moleküle einen geringeren, die großen aber einen größeren Querschnitt als die Poren der Hülse haben, dann werden die ersteren nach außen wandern, die letzteren aber innen bleiben müssen. Die Trennung der großen und kleinen Moleküle gelingt dann

leicht, wenn die Unterschiede sehr beträchtlich sind, etwa so
wie zwischen Vitaminen und Eiweißkörpern, deren Molekulargewichte sich um mehr als das Hundertfache unterscheiden.
Wenn die beiden Molekülarten aber ähnliche Ausmaße haben,
dann ist eine Trennung dieser Art unmöglich.

Mit Hilfe dieser *Dialyse*, wie man den Vorgang nennt,
gelingt es nun leicht festzustellen, ob das Vitamin B_2 frei
oder an Eiweiß gebunden vorliegt. Füllen wir z. B. frische
Kuhmilch in den Schlauch, der, statt aus Pergamentpapier,
auch aus Zellophan bestehen kann, und lassen wir sie
einige Stunden gegen Wasser „dialysieren", so erkennen
wir schon an der Farbe und Fluoreszenz, daß das Laktoflavin nach außen wandert. Wird die Außenflüssigkeit zwei-
bis dreimal gewechselt, so ist
ein beträchtlicher Teil des
Vitamins in die Außenflüssigkeit dialysiert. *In der
Milch liegt das Vitamin B_2
also großenteils frei vor.*
Füllen wir statt der Milch
Eiklar oder Leberpreßsaft in
die Hülse, so erkennen wir,

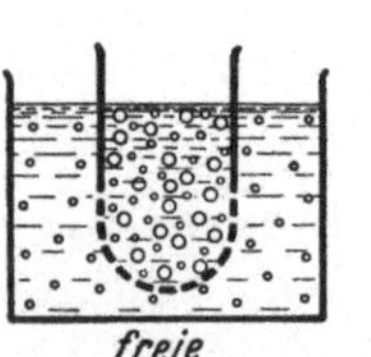
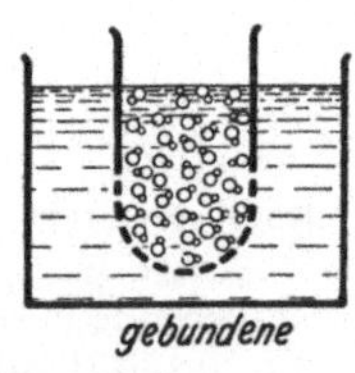

Abb. 30. Dialyse.

daß auch bei mehrtägiger Dauer der Dialyse kein Farbstoff nach außen tritt: *in der Leber und im Eiklar ist alles
Vitamin gebunden.* Kocht man aber vor der Dialyse kurze
Zeit auf, dann dialysiert der Farbstoff heraus, weil *die Bindung an das Eiweiß durch Erhitzen gesprengt wird.*

Die *Vorrichtung zur Dialyse* ist in der vorstehenden Skizze
schematisch aufgezeichnet. Die linke Hälfte zeigt die kleinen
Vitaminmoleküle, die unabhängig von den großen Eiweißmolekülen von innen nach außen dialysieren. In der rechten
Hälfte soll zum Ausdruck kommen, daß die kleinen Vitaminmoleküle fest an die großen Eiweißmoleküle gebunden sind
und nun die Poren nicht mehr passieren können. (Die Ausmaße der Poren und Moleküle sind im Verhältnis zur Hülse
zu groß gezeichnet.)

Unterscheidung zwischen Laktoflavin und Laktoflavinphosphorsäure durch Kataphorese.

Laktoflavin in gebundener Form stellt einen Fermenttypus besonderer Art dar. In diesem ist das Laktoflavin nicht als solches, sondern als einfacher oder höherer Phosphorsäureester vorhanden. Ob das freie Vitamin B_2 oder der Phosphorsäureester vorliegt, kann man auf Grund der Farbe und Fluoreszenz zunächst nicht entscheiden. Dies gelingt jedoch in einfacher Weise mit Hilfe der Beobachtung der Wanderungsrichtung im elektrischen Feld (Theorell). Zu ihrem Verständnis müssen wir etwas weiter ausholen.

Es darf als bekannt vorausgesetzt werden, daß Salzlösungen den elektrischen Strom zu leiten vermögen. Im Gegensatz zu den Metallen ist nun bei diesen „Leitern zweiter Klasse" mit dem Stromdurchgang ein Materialtransport verbunden, d. h. die Verteilung der Salze in der Lösung ist nach einer gewissen

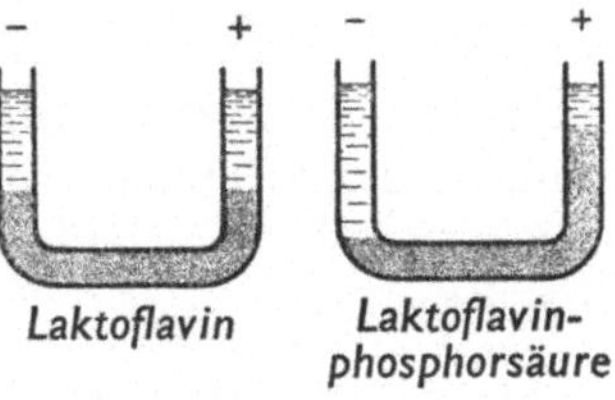

Abb. 31. Kataphorese (Wanderung i m elektrischen Feld).

Zeit anders als zu Beginn. Mit anderen Worten: der Stromdurchgang kommt nur deshalb zustande, weil in der Lösung von vornherein elektrisch geladene Teilchen (Ionen) vorhanden sind, die durch ihre Wanderung unter dem Einfluß der angelegten Spannung den Elektrizitätstransport ausführen. Die negativen Ionen wandern zum positiven, die positiven zum negativen Pol. Die organischen Verbindungen sind im allgemeinen „elektrisch neutral"; sie wandern daher im elektrischen Felde nicht. Sind sie aber mit einem anderen Molekül chemisch verbunden, dessen Ionen den Strom leiten, dann wandern auch sie zu dem einen oder anderen Pol. Greifen wir gleich unser Beispiel heraus! Das Laktoflavin ist in Wasser elektrisch neutral und wandert — wie man infolge der Farbe leicht feststellen kann — unter besonders festgelegten Versuchsbedingungen *nicht*. Der Phosphorsäureester hingegen besitzt (infolge der besonderen Eigenschaften der

Phosphorsäure und ihrer Salze) die Fähigkeit, zur Anode (+-Pol) zu wandern.

Wir wollen uns die Versuchsanordnung dieser *Kataphorese* an Hand der Skizze (Abb. 31) kurz klarmachen! Man schichtet in den unteren Teil eines U-förmig gebogenen Rohres die Lösung des Vitamins bzw. seines Phosphorsäureesters und darüber (in vorsichtiger Weise und mit Hilfe besonderer Vorrichtungen) eine Salzlösung. Beide Schichten dürfen sich nicht mischen, sondern die Grenze muß scharf ausgebildet sein. Legen wir nun an die beiden Schenkel eine bestimmte Spannung an (220 Volt, bei einer Stromstärke von etwa 10 Milliampère), dann ist das Bild beim Laktoflavin nach einigen Stunden genau so wie am Anfang: die Farbstoffschicht hat ihre Lage nicht verändert. Der Phosphorsäureester des Laktoflavins hingegen ist unter den gleichen Bedingungen als geschlossene Schicht zum positiven Pol gewandert, wie an der Verschiebung der Farbstoffschicht leicht erkenntlich ist.

Bestimmungsmethoden.

Ähnlich typische Ausfallserscheinungen, wie wir sie beim Fehlen der bisher beschriebenen Vitamine kennengelernt haben, gibt es bei Laktoflavinmangel nicht. Wohl beobachtet man bei Mensch und Tier gewisse Hauterscheinungen um Mund, Nase und Augen (,,*Cheilosis*''), doch ließ sich darauf bisher keine *biologische Bestimmungsmethode* aufbauen. Man ist vielmehr auf den *Wachstumsversuch* an Ratten u. a. angewiesen. Die Diät enthält alle B-Faktoren mit Ausnahme

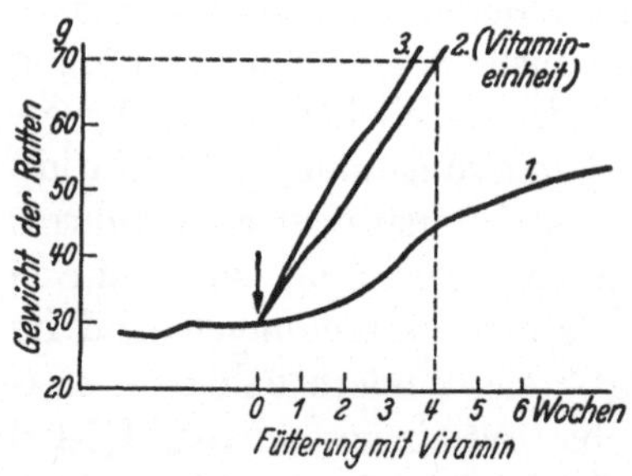

Abb. 32. Wachstumswirkung von Vitamin B₂ bei Ratten. (Nach R. Kuhn.)

1 = Zulage v. 5 γ Laktoflavin
2 =   ,,   ,, 7,5 γ   ,,
3 =   ,,   ,, 10 γ   ,,

von B₂. Als Rattenwachstumseinheit bezeichnet man diejenige Menge, die bei täglicher Verabreichung imstande ist, bei jun-

gen „gewichtskonstanten“ Ratten von 3o—4o g in 4 Wochen
eine Gewichtszunahme von 4o g herbeizuführen. Dieser Ratteneinheit entsprechen 7—8 γ reinstes Laktoflavin. Wir bringen
hier einige Wachstumskurven von Tieren mit verschiedenen
Zulagen von Vitamin B_2 (Abb. 3₂).

Einfacher ist die Bestimmung auf chemischem und physi-
kalischem Weg. Sie beruht auf der Messung der gelben Farbe.
Auch durch Messen der Fluoreszenz-Intensität ist die Ermittlung des B_2-Gehaltes möglich.

Die Darstellung aus Molke hat zu den ersten reinen Präparaten geführt. Man macht sich dabei die Eigenschaft des
Laktoflavins, aus saurer Lösung an Fullererde adsorbiert zu
werden, zunutze. Man löst
den Farbstoff wieder von
dem Adsorbens ab („elu-
iert“), schließt eine weitere Adsorption an ein anderes Adsorbens an, eluiert
wieder, schüttelt Fette mit
Chloroform aus und fällt
basische Begleitstoffe mit
Pikrinsäure. In den letzten
Stufen der Reindarstellung
macht man von der Eigen-
schaft des Vitamins, mit
Metallsalzen (Thallosulfat,
Silbernitrat) schwer lös-
liche Niederschläge zu

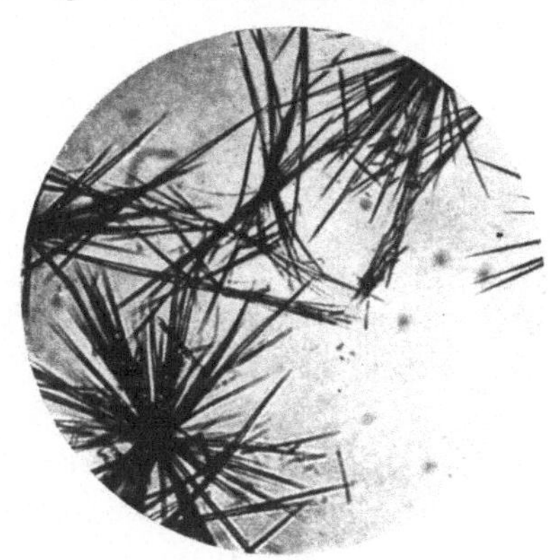

Abb. 33. Vitamin B_2-(Laktoflavin-)
Kristalle.
(Nach R. Kuhn u. Th. Wagner-Jauregg.)

geben, mit Vorteil Gebrauch. Auf diese Weise werden Begleitstoffe entfernt, die keine derartigen schwer löslichen Verbindungen bilden. Durch Kristallisation aus Essigsäure oder
Alkohol entstehen reine Präparate.

Heute können beliebige Mengen durch Synthese gewonnen
werden.

Konstitution.

Die Aufklärung der Konstitution und die Synthese des
Vitamins B_2 erfolgten innerhalb kurzer Zeit nach der Ent-

deckung in Heidelberg und Zürich. Das untenstehende For-
melbild gibt die Konstitution und Konfiguration in der chemisch üblichen Schreibweise wieder. Vitamin B_2 heißt in
der Sprache der Chemie 6, 7-Dimethyl-9-d-ribo-flavin oder
6, 7-Dimethyl-9-d-ribo-iso-alloxazin. (Die Ziffern beziehen
sich auf die numerierten Atome des Flavinmoleküls.)

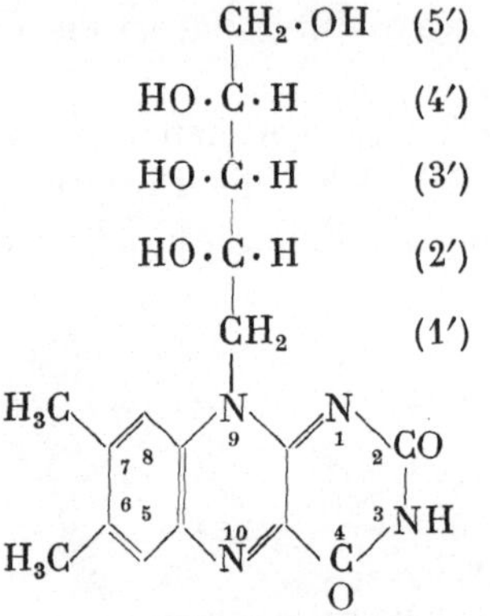

Laktoflavin ($C_{17}H_{20}O_6N_4$);
6, 7-Dimethyl-9-d-riboflavin).

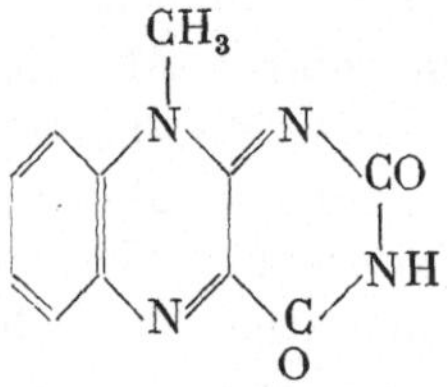

9-Methylflavin
(9-Methyl-iso-alloxazin)

Eigenschaften
in Abhängigkeit von der Konstitution.

Das Vitamin B_2 fluoresziert am Tageslicht nur in gelöstem
Zustand, nicht aber als Kristall. Die Lösungen dürfen weder
Säure noch Alkali enthalten, weil die Fluoreszenz nur in neutralem oder fast neutralem Medium auftritt. Sie ist im ultravioletten Licht so stark, daß man Mengen von 5 γ im Liter
noch leicht erkennen kann. Das Vitamin ist in Fett und Fettlösungsmitteln unlöslich. Es schmeckt stark bitter. Gegen den
Luftsauerstoff und gegen andere oxydierende Agentien ist
es unempfindlich. Auch Säuren schaden selbst beim Erhitzen nicht; hingegen ist es gegen Alkalien empfindlich.
Durch Licht wird es sehr leicht zerstört. In der gebundenen
Form ist es jedoch lichtbeständiger. Die „Farbe" des Laktoflavins und seiner gebundenen Form (gelbes Ferment) zeigt
Abb. 34.

Laktoflavin hat eine sehr eigentümliche Eigenschaft: es ist „reversibel reduzierbar", d. h., es nimmt aus „Reduktionsmitteln" leicht Wasserstoff auf (z. B. aus Natriumdithionit), gibt ihn aber bei Gelegenheit wieder ab. Bei der Reduktion verliert es Farbe und Fluoreszenz. Beide kehren schon beim Schütteln mit Luft wieder, weil der angelagerte Wasserstoff durch den Luftsauerstoff wegoxydiert wird. Man kann das wiedergewonnene Vitamin von neuem reduzieren und oxydieren, ohne die Vitaminwirkung und die chemischen Eigenschaften zu beeinträchtigen. In der gebundenen Form, die — wie schon erwähnt — Fermentwirkung hat, finden wir das gleiche Verhalten in etwas abgewandelter Form wieder.

Das Grundgerüst der ganzen Flavingruppe ist das *Iso-alloxazin*, das in einfachster Form allerdings nur als Methylverbindung (= 9-Methylflavin) existieren kann. In diesem einfachsten Flavin sind bereits einige wesentliche Merkmale vorhanden, vor allem Farbe und Fluoreszenz. Für das Zustandekommen dieser beiden auffälligen Eigenschaften ist also das *Iso-alloxazin-Gerüst* allein verantwortlich. Man sagt, dieses ist der *Chromophor* („Träger der Farbe"). Außerdem besitzt dieses einfache Flavin *die Fähigkeit zur „reversiblen Reduktion"*. Somit ist auch diese — wie wir später noch erfahren werden — für die Wirksamkeit im Organismus ausschlaggebende Eigenschaft *auf das besondere Ringsystem zurückzuführen*.

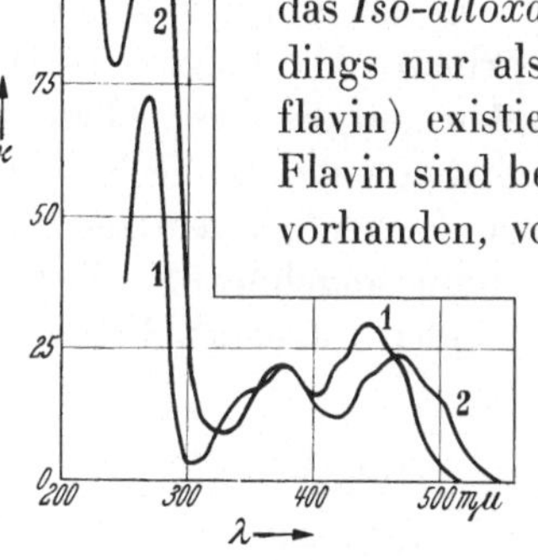

Abb. 34. 1 Laktoflavin (nach Kuhn), 2 gelbes Ferment (nach Theorell), beide in Wasser.

Die hydroxylreiche Kette, die die Wasserlöslichkeit des Laktoflavins verursacht, ist zuckerartig. Sie leitet sich von der sogenannten d-Ribose, einem in der Natur weit verbreiteten Zucker aus 5 Kohlenstoffatomen ab, der besonders in den Bausteinen der Zellkerne vertreten ist. Vitamin B_2 wird daher im angelsächsischen Schrifttum auch Riboflavin genannt. Zu beachten ist dabei, daß nur das Derivat der natürlichen d-Ribose, nicht aber das der in der Natur nicht vorkommenden l-Ribose als Vitamin B_2 wirkt.

Wir wollen uns hier — des besseren Verständnisses halber —
ein wenig mit den Zuckern beschäftigen. Wenn wir früher
hörten, daß es gewisse zusammengehörige Paare von Stoffen
gibt, die sich chemisch vollkommen gleichen, die aber in der
„optischen Aktivität" gerade entgegengesetztes Verhalten zeigen, so gehören in besonderem Maße die Zucker hierher. Zu
der erwähnten d-Ribose gehört als „optischer Antipode" die
(die Ebene des polarisierten Lichtes entgegengesetzt drehende)
l-Ribose. Dabei bedeuten die Vorsilben „d" und „l" eine bestimmte räumliche Anordnung im Molekül, die aber in den
Formeln auf der Papierebene nicht ohne weiteres zum Ausdruck kommt. Man hat sich so geholfen, daß man die Zugehörigkeit zur „d"- oder „l"-Reihe in den Formeln *schematisch* ausdrückt: man schreibt die primäre Alkoholgruppe der
Zucker $(-CH_2OH)$ jeweils nach unten und die dieser Gruppe
unmittelbar benachbarte Hydroxylgruppe entweder rechts der
Zucker-Kohlenstoff-Kette, wenn der Zucker zur d-Reihe gehört, oder aber links, wenn er der l-Reihe angehört (d = dextro
= rechts; l = laevo = links). In den beiden folgenden Formeln
ist dies dementsprechend dargestellt.

d-Ribose   l-Ribose

$$
\begin{array}{cc}
\text{H}-\text{C}{=}\text{O} & \text{H}-\text{C}{=}\text{O} \\
| & | \\
\text{H}-\text{C}-\text{OH} & \text{HO}-\text{C}-\text{H} \\
| & | \\
\text{H}-\text{C}-\text{OH} & \text{HO}-\text{C}-\text{H} \\
| & | \\
\text{H}-\text{C}-\mathbf{OH} & \mathbf{HO}-\text{C}-\text{H} \\
| & | \\
\text{CH}_2\!\cdot\!\text{OH} & \text{CH}_2\text{OH}
\end{array}
$$

Der d-Riboserest in 9-Stellung des Laktoflavins bewirkt die
optische Aktivität des Vitamins B_2, das in schwach alkalischer
Lösung eine spezifische Drehung von -115^0 hat. Der optische
Antipode, das 6, 7-Dimethyl-9-l-Riboflavin, dreht — wie zu
erwarten — die Ebene des polarisierten Lichtes um den gleichen Betrag nach der entgegengesetzten Richtung $(+115°)$.
Aus der Tatsache, daß das Derivat der l-Ribose unwirksam

ist, ersehen wir wieder, wie sehr die Zellvorgänge auf die Feinheiten der Moleküle abgestimmt sind. Auch andere Zuckerreste können den d-Riboserest nicht oder nur unvollkommen ersetzen.

Welchen Einfluß die beiden im Benzolkern stehenden CH_3-Gruppen auf die Wirksamkeit haben, erkennt man daraus, daß beim Wegfall einer der beiden die Wirksamkeit stark absinkt und daß *das um die beiden CH_3-Gruppen ärmere 9-d-Ribo-flavin praktisch keine Vitamin-B_2-Wirkung* hat. (Die unwirksamen Flavine sind im Gegensatz zu den wirksamen giftig.)

An Stellung 5 und 8 des Benzolrings dürfen keine Substituenten eintreten; denn schon der Ersatz der dort befindlichen H-Atome durch eine CH_3-Gruppe vernichtet die Vitaminwirkung des gesamten Moleküls.

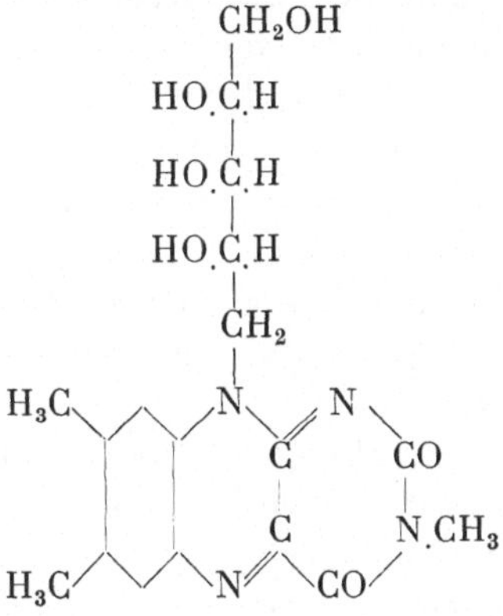

Von ganz besonderer Bedeutung ist noch die Imido- (NH-) Gruppe in Stellung 3. Sobald sie verändert, z. B. methyliert wird, wobei an Stelle des H-Atoms eine CH_3-Gruppe tritt, verschwindet die Vitaminwirkung. Sehr wahrscheinlich ist diese schwach saure Gruppe des Laktoflavins zur Bindung an das Eiweiß mit notwendig (vgl. die gelben Fermente).

3-Methyl-laktoflavin

Vitamin B_2 als Wirkgruppe der gelben Fermente (Flavinenzyme).

Die Erkenntnis, daß Laktoflavin der wirksame Bestandteil wichtiger Enzyme ist, war von grundlegender Bedeutung; denn einerseits war damit zum erstenmal der innige Zusammenhang der zwei Wirkstofftypen Vitamine und Fermente und die Wirkungsweise eines Vitamins erkannt worden, andererseits erhielt man dadurch auch einen tieferen Einblick in die Konstitution und Wirkungsweise eines Ferments. Wir kennen heute nicht nur die Zusammensetzung der Flavinenzyme, sondern wissen auch ziemlich genau, an welchen Stellen des großen Fermentmoleküls die eigentliche Reaktion stattfindet. Zur Erläuterung der Zusammenhänge ist es zweckmäßig, den Aufbau der Fermente so zu schildern, wie er im Tier vor sich geht.

Nimmt der Mensch oder das Tier Laktoflavin zu sich, so erfolgt die eigentliche Resorption durch die Darmwand. Diese enthält nun bereits Fermente, die das Laktoflavin in seinen Phosphorsäureester überführen, der damit die Fähigkeit gewinnt, sich mit besonderen Eiweißkörpern zu „gelben Fermenten" zu vereinigen. Meist wird der einfache Phosphorsäureester noch zu einer höheren Phosphorverbindung abgewandelt, die wiederum mit bestimmten Proteinen zu Flavinenzymen zusammentreten kann. Auf diese Weise können also verschiedene Fermente entstehen, die sich sowohl im „Coferment" als auch im „Trägereiweiß" und dementsprechend in ihrer physiologischen Funktion unterscheiden. Allen gemeinsam ist jedoch das Laktoflavin, an dessen Kern sich die eigentliche chemische Reaktion abspielt. Diese besteht darin, daß das Laktoflavin unter bestimmten Bedingungen Wasserstoff anlagert, den es von einem anderen Ferment oder einer anderen chemischen Verbindung ablöst und dabei in reduziertes („Leuko"-) Ferment übergeht. Das Leuko-Flavinenzym seinerseits vermag den angelagerten Wasserstoff wiederum an andere Fermente oder auch an Luftsauerstoff abzugeben. Es wird dabei wieder zu der ursprünglichen Form oxydiert (dehydriert) und kann von neuem Wasserstoff anlagern und abgeben. *Das Laktoflavin wirkt also in der besonderen Form der Flavinenzyme als katalytischer Wasserstoffüberträger* im Rahmen der biologischen Oxydationsvorgänge, an denen besonders auch eisenhaltige Atmungsfermente beteiligt sind. Formelmäßig läßt sich die Wirkungsweise folgendermaßen darstellen, wobei lediglich das Skelett des Flavins angegeben sei (siehe nebenstehende Formel).

Die Wirkungsweise der Flavinenzyme läßt sich sehr schön auch *im Reagenzglas* zeigen. Man benötigt dazu einen oxydierbaren Körper (das Substrat), ein Ferment, das dieses

138

Substrat dehydriert („Dehydrase“), gelbes Ferment und Sauerstoff. In diesem Oxydationssystem wird der oxydierbare

R   N=C—N=CO   + 2 H   H   N—N—CO
    C—CO—NH   − 2 H   N—CO—NH   H

Oxydierte Form   Reduzierte Form
(gelb).   (farblos).

Wasserstoff des Substrates (z. B. eines Zuckerphosphorsäure-esters) zunächst von der Dehydrase übernommen, von dieser auf das gelbe Ferment übertragen und dann an den Luftsauerstoff abgegeben (Bildung von Wasser). Im Endeffekt wird also der Zucker oxydiert, die Fermente bleiben an sich als echte Katalysatoren unverändert, und der Sauerstoff wird in Wasser übergeführt. Die Abnahme des gasförmigen Sauerstoffs ist also ein Maß für den Fortgang der Oxydation, so daß man damit ein einfaches Verfahren zur quantitativen Verfolgung des Vorgangs in Händen hat. Man kann in diesem Versuch das Flavinenzym durch seine Komponenten ersetzen, indem man sich aus gelbem Ferment das spezifische Trägereiweiß herstellt und die Laktoflavinphosphorsäure getrennt zugibt. Unter genau festgelegten Bedingungen entsteht dann aus den beiden Komponenten ein gelbes Ferment mit den oben gekennzeichneten Eigen-

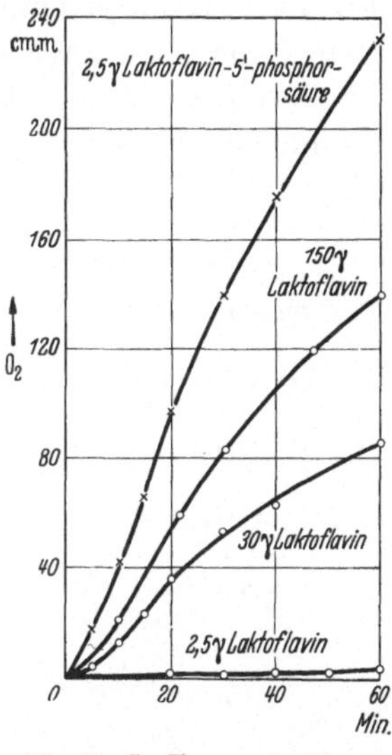

Abb. 35. Co-Fermentwirkung von Laktoflavin. Die Kurve für Laktoflavin-5′-phosphor-säure stellt die bei der gegebenen Trägermenge erzielbare maximale Sauerstoffaufnahme dar.

schaften. Der Versuch läßt sich noch vereinfachen, indem man statt des Laktoflavinphosphorsäure-esters das freie Laktoflavin im Überschuß zugibt. Einen Vergleich dieser Art zeigt die umstehende Abbildung, in der der Sauerstoffverbrauch in Abhängigkeit von der Zeit aufgetragen ist und aus dem man ersehen kann, daß die Mischung Protein-Laktoflavin wie ein echtes Flavinenzym wirkt, wenn sie auch dessen Wirksamkeit selbst bei großem Laktoflavinüberschuß nicht erreicht. *Es hat sich gezeigt, daß dieser einfache Test ebenso spezifisch ist wie der langwierigere Tierversuch; denn nur diejenigen Flavine verbrauchen Sauerstoff, die bei der Ratte Wachstumswirkung haben.*

Beim einfachsten gelben Ferment aus Hefe ist die wirksame Gruppe mindestens an zwei Stellen mit dem Eiweiß verknüpft, was in den folgenden Formeln, die gleichzeitig die Wasserstoffübertragung nochmals veranschaulichen, durch die punktierte Linie .... angedeutet ist. Hierbei ist zu beachten, daß das Eiweiß in Wirklichkeit einen weitaus größeren Raum einnimmt, als es in den Formeln zum Ausdruck kommt.

Gelbes Ferment (Flavo-phospho-protein Flavinenzym).

Reduziertes gelbes Ferment (Dihydro-flavo-phospho-protein, Leuko-flavin-enzym).

In den erwähnten „Ersatzfermenten" aus nicht phosphorylierten Flavinen und Eiweiß, die in der Natur jedoch wahrscheinlich keine Rolle spielen, vermittelt die NH-Gruppe die Bindung an das Protein entsprechend folgender Formel:

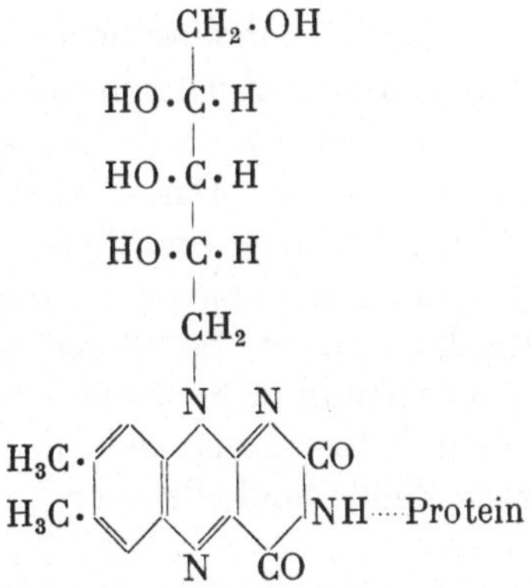

$$\begin{array}{c}
CH_2 \cdot OH \\
| \\
HO \cdot C \cdot H \\
| \\
HO \cdot C \cdot H \\
| \\
HO \cdot C \cdot H \\
| \\
CH_2
\end{array}$$

Weit *wichtiger als das Flavinenzym aus Laktoflavinphos-*
phorsäure sind diejenigen gelben Fermente, die die folgende
Verbindung als Co-Ferment enthalten:

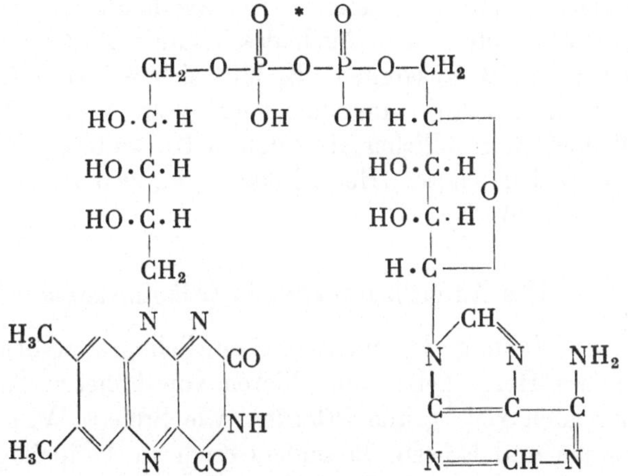

Alloxazin-adenin-dinukleotid.

Dieses Co-Ferment setzt sich aus 1 Molekül Laktoflavinphosphorsäure und 1 Molekül „Adenylsäure" zusammen, die
beide unter Austritt von 1 Molekül Wasser an der mit * be-
zeichneten Stelle zusammengetreten sind. Verbindungen ähnlicher Art finden sich in der Natur mehrfach, auch das im folgenden Abschnitt beschriebene Co-Ferment gehört dazu. Das
Alloxazin-adenin-dinukleotid wirkt ebenso als Wasserstoff-

überträger wie Laktoflavinphosphorsäure, besitzt aber größere Bedeutung. Außer Zuckerphosphorsäureestern werden Purine, d-Aminosäuren, Aldehyde und andere unter Mithilfe der Flavinenzyme oxydiert. Damit ist ihre Wirkungsweise in der Zelle jedoch noch nicht erschöpft, so daß sie mit Recht als *Wirkstoffe von ganz allgemeiner biologischer Bedeutung* bezeichnet werden können. Somit hat sich das zunächst als Rattenwachstumsvitamin angesehene Vitamin B_2 im Verlaufe der eingehenden Erforschung als einer der allerwichtigsten unentbehrlichen Zellbestandteile aller Lebewesen entpuppt!

Der Wachstumsfaktor B_4

ist für die Ratte von Bedeutung. Wachstumsstillstand als B_4-Mangel wurde bei der Beriberi und der Pellagra festgestellt. Das Vitamin hat viel Ähnlichkeit mit B_1 und begleitet es fast immer. Es läßt sich aber — wie wir heute wissen — durch Adsorption abtrennen. Auch das Vitamin B_2 findet sich sehr häufig mit B_4 zusammen. B_4 läßt sich wie B_1 mittels Phosphorwolframsäure ausfällen, ist aber gegen Hitze und Alkalien empfindlicher als Vitamin B_1. Gute B_4-Quellen sind Hefe, Leber, Nieren, Herz, Eiklar u. a., also vielfach die gleichen wie für B_2.

Das Antipellagra-Vitamin (Nikotinsäureamid).

Zur Heilung der menschlichen Pellagra eignen sich besonders Herz, Leber und Nieren von höheren Säugetieren, aber auch viele grüne Pflanzen, wie Spinat, Wirsing, Salat, Bohnen und Erbsen. Besonders reich an Antipellagravitamin ist wiederum die Hefe bzw. ein daraus hergestellter wässeriger Auszug. Auch Fischfleisch enthält meist beträchtliche Mengen des Vitamins. Die folgende Tabelle gibt einige Durchschnittszahlen.

	mg Antipellagravitamin in 100 g Material
Leber	12—20
Niere (Rind)	13
Niere (Schwein)	7
Muskelfleisch (Rind) . . .	4—5
Fischfleisch (Hering u. a.) .	2—3

                          mg Antipellagravitamin
                             in 100 g Material

Fischleber   1,5
Weizenmehl (voll)   5,5
Roggenmehl (voll)   1,5
Weizenkeime   5
Reis   2,5
Mais   1,5
Kartoffeln   1,0
Bierhefe (feucht).   10
Bäckerhefe   12

Die Reindarstellung gelang zuerst aus Rindsleber. Das so gewonnene Vitamin vom Schmelzpunkt 122° erwies sich überraschenderweise identisch mit dem dem Chemiker schon lange bekannten *Nikotinsäureamid*. Auch hier liegt also wie bei Karotin der seltsame Fall vor, daß man das Vitamin als Stoff schon lange kannte, ehe seine physiologische Funktion entdeckt war. Wie Nikotinsäureamid wirkt auch die *Nikotinsäure*. Das Antipellagravitamin steht demnach in beliebiger Menge zur Verfügung.

$$\text{CO} \cdot \text{NH}_2 \qquad\qquad \text{CO} \cdot \text{OH}$$

Nikotinsäureamid   Nikotinsäure

Die Nikotinsäure hat ihren Namen davon, daß sie bei der Oxydation von Nikotin entsteht. Sie enthält einen dem Benzolkern ähnlichen, aber stickstoffhaltigen Sechsring, den Pyridinkern, und heißt in der Sprache des Chemikers Pyridin-β-karbonsäure. Abkömmlinge des Pyridins wurden im Tier- und Pflanzenreich mehrfach aufgefunden.

Zur *chemischen Bestimmung* eignen sich verschiedene Farbreaktionen, zu denen der Pyridinkern leicht neigt. Man lagert Säurechloride oder ähnliche Verbindungen an und zersetzt diese durch Lauge, wodurch tiefrote Färbungen entstehen, die sich zur kolorimetrischen Bestimmung eignen.

Der Mensch braucht täglich etwa 3o mg Nikotinsäure.

Nikotinsäureamid als wirksamer Bestandteil dehydrierender Fermente.

Bei den gelben Fermenten wurde bereits erwähnt, daß die Oxydation oder, was vielfach dasselbe ist, die Dehydrierung (Wegnahme von Wasserstoff) vieler energieliefernder Nahrungsbestandteile durch eine besondere Art von Enzymen, die sog. Dehydrasen, geschieht. Die Dehydrasen, zu denen im weiteren Sinne auch die Flavinenzyme gehören, bestehen aus Eiweiß und Co-Ferment. Die eigentliche chemische Reaktion, in diesem Falle die Wasserstoffübertragung, spielt sich am Co-Ferment ab.

Die Entdeckung des Nikotinsäureamids als Bestandteil der dehydrierenden Co-Fermente (Co-Dehydrasen) geschah in Stockholm und Berlin noch vor der Erkennung seiner pellagraverhütenden Eigenschaften und hat für das Verständnis der Oxydationsvorgänge sehr viel beigetragen. Erleichtert wurde dies dadurch, daß die Wirkungsweise an einer einfachen Modellsubstanz auch im Reagenzglas leicht zu erkennen ist. Das Nikotinsäureamid läßt sich nämlich in Form des CH_3J-Anlagerungsproduktes durch Reduktionsmittel leicht in ein Dihydropyridinderivat überführen, das mit der reduzierten Co-Dehydrase natürlichen Ursprungs große Ähnlichkeit hat und nach folgender Gleichung entsteht:

$$\text{(Pyridiniumring mit } CO\cdot NH_2, \ N\text{-}CH_3J) \quad \xrightarrow{+\,2\,H} \quad \text{(Dihydropyridinring mit } CO\cdot NH_2, \ 2\,H, \ N\text{-}CH_3) \quad +\ HJ$$

Bis heute sind zwei Co-Dehydrasen isoliert und analysiert worden. Aus Pferdeblutkörperchen erhält man das sog. *Atmungscoferment,* das aus Adenin, Nikotinsäureamid, Pentose und Phosphorsäure im Verhältnis $1 : 1 : 2 : 3$ besteht. Dieses „Triphospho-pyridin-nukleotid" ist für die Verbrennungsvorgänge im tierischen Organismus wichtig (Warburg).

Das zweite Co-Ferment dieser Art kommt besonders *in der Hefe* vor und spielt bei der alkoholischen Gärung eine große Rolle. Es heißt auch *Co-Zymase,* weil man mit „Zymase" das

Fermentsystem der alkoholischen Gärung bezeichnet hat. Es enthält einen Phosphatrest weniger als das Atmungs-Co-Ferment und heißt wissenschaftlich „Diphospho-pyridin-nukleotid". Die Konstitution der Co-Zymase und ihrer Dihydroverbindung ist (v. E u l e r):

$$CO \cdot NH_2$$

Co-Zymase.
(Diphospho-pyridin-nukleotid.)

$$+ 2\,H \downarrow \qquad \uparrow - 2\,H$$

$$CO \cdot NH_2$$

Reduzierte Co-Zymase.
(Dihydro-diphospho-pyridin-nukleotid.)

Wir erkennen an den Formeln den wichtigen Baustein Nikotinsäureamid und erinnern uns dabei, daß auch das Vitamin B_2 in ähnlicher Weise in ein Co-Ferment eingebaut ist. Auf Einzelheiten dieser recht komplizierten Verbindungen wollen wir indes nicht eingehen.

Mit dem Übergang in den reduzierten Zustand geht eine beachtliche Farbvertiefung einher (Gelbfärbung), da die Dihydropyridinverbindung eine neue Absorptionsbande bei 345 mμ zeigt (vgl. Abb. 36). Die Gelbfärbung erlaubt eine quantitative Bestimmung des Co-Ferments.

Flavinenzyme sind im Zusammenwirken mit den nikotinsäureamidhaltigen Dehydrasen („Pyridinenzymen"), wie erwähnt, in der Lage, bestimmte Substrate auch im Reagenzglas zu dehydrieren, wobei der vom Substrat abgelöste Wasserstoff mit Hilfe von gasförmigem Sauerstoff (meist unter Zwischenbildung von Wasserstoffsuperoxyd) verbrannt wird. Wir sind heute in der Lage, diesen Vorgang in vereinfachter Form folgendermaßen zu zergliedern, wobei leicht zu erkennen ist, daß die beiden Fermente als echte Katalysatoren den Wasserstoff immer nur vorübergehend binden, also nur „verschieben", so daß sie immer wieder regeneriert werden und von neuem reagieren können:

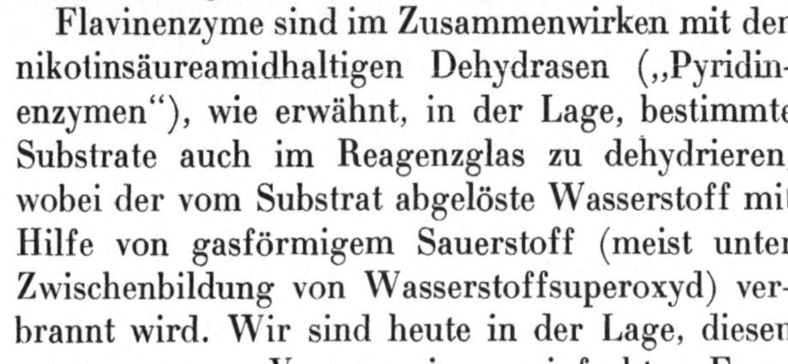
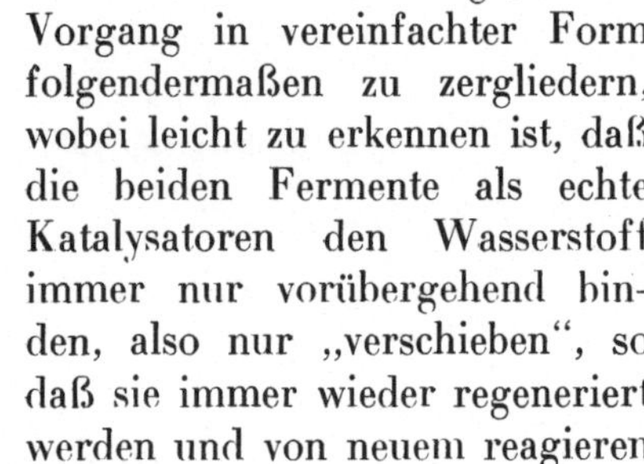
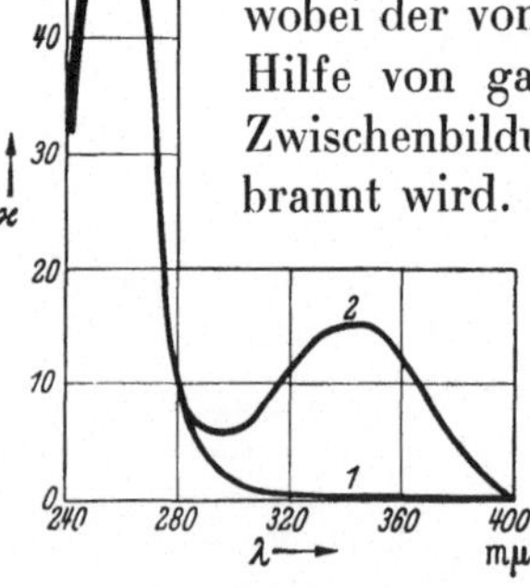

Abb. 36. Absorptionskurve des Diphospho-pyridin-nukleotids. *1* Nicht hydriert. *2* Im Fermentversuch hydriert.

Substrat + Pyridinenzym
= Dehydriertes Substrat + Hydriertes Pyridinenzym,
Hydriertes Pyridinenzym + Flavinenzym
= Pyridinenzym + hydriertes Flavinenzym,
Hydriertes Flavinenzym + Sauerstoff
= Flavinenzym + Wasser.

Es muß jedoch betont werden, daß nicht alle Oxydationsvorgänge in der lebenden Zelle so einfach verlaufen, doch können wir hier nicht näher darauf eingehen.

Vitamin B_6 (Adermin).

Die pellagraähnliche Erkrankung der Ratten wird durch das Vitamin B_6 geheilt, wobei, wie erwähnt, zu beachten ist, daß dieses Vitamin auch für die höheren Säugetiere und den Menschen wichtig ist. Da die Heilung der Hauterkrankung der Ratte lange Zeit das einzige Kriterium für das Bestehen des Vitamins B_6 darstellte, wurde es *Adermin* genannt. In USA. heißt es in Anlehnung an seine chemische Natur auch *Pyridoxin*.

Adermin kommt verhältnismäßig häufig und reichlich in der Natur vor. Sehr reich an B_6 sind Hefe, Weizenkeime, Reiskleie, Rindsleber, Herz, Fischleber, Fischmuskel, Rogen u. a. Auch Kartoffeln, Spinat, Salat, Kohl, Milch und Eier sind gute B_6-Quellen. Meist liegt das Vitamin an Eiweiß gebunden vor („Adermin-Protein") und kann durch Kochen daraus in Freiheit gesetzt werden.

Adermin in Nahrungsmitteln.

	mg Adermin in 1 kg Material		mg Adermin in 1 kg Material
Ochsenleber	25	Weizenvollkorn	5
Ochsenfleisch	7	Kopfsalat	2
Dorschleber	4—30	Kartoffeln	2
Dorschfleisch	15	Spinat	1,5
Hering, Schellfisch (Fleisch)	15	Grünkohl	1
Milch (Kuh)	1	Äpfel	1,5
Eier	0,2	Bierhefe (trocken)	30—75
Weizenkeime	38		

Zum *biologischen Nachweis* eignen sich B_6-arm ernährte Ratten mit den typischen Hauterscheinungen. Zur Heilung genügen 7,5 γ reines Vitamin pro Ratte und Tag. Auch im Wachstumsversuch mit Bakterien oder Hefe läßt sich Adermin nachweisen und bestimmen, da das Wachstum mehrerer Mikroben dem Gehalt der Nährlösung an Adermin unmittelbar parallel geht.

An *chemischen Bestimmungsmethoden* ist besonders die sog. Indophenolblau-Reaktion zu nennen. Sie beruht darauf, daß 2,6-Dichlorchinon-chlorimid durch Vitamin B_6 in einen blauen Farbstoff übergeführt wird, dessen Menge sich durch Farbintensitätsmessung leicht feststellen läßt.

Adermin ist eine Base vom Schmelzpunkt 160°, die mit Salzsäure das beständige Hydrochlorid $C_8H_{12}O_3NCl$ vom Schmelzpunkt 206° bildet. Es ist gegen Erhitzen, Alkalien

und Säuren recht beständig, wird hingegen durch ultraviolettes Licht zerstört. B_6 leitet sich wie das Antipellagra-
vitamin vom Pyridin ab, und zwar hat es folgende Konstitution:

$$\text{Adermin, Pyridoxin.} \qquad \text{Aderminmethyläther.}$$

Obwohl es mit Salzsäure als Base reagiert, enthält es andererseits eine schwach saure (phenolische) OH-Gruppe. Diese
ist für die Wirksamkeit von ausschlaggebender Bedeutung;
denn wenn sie methyliert wird, d. h. wenn an Stelle der OH-
Gruppe $-OCH_3$ tritt (vgl. Formel), geht die Vitaminwirkung
verloren. Auch die beiden alkoholischen CH_2OH-Gruppen
sind wichtig; denn schon der Ersatz einer dieser durch
$-CH_2O \cdot CO \cdot CH_3-$ oder $CH_2 \cdot O \cdot C_2H_5-$ schwächt die Vitaminwirkung beträchtlich. Ersetzt man die CH_2OH-Grup-
pen durch $-CH_3$ oder $-NH_2$, so wird die Vitaminwirkung
ebenfalls mehr oder minder aufgehoben. Es zeigt sich also
auch am Beispiel des Adermins, daß die Vitaminwirkung auf
recht scharf umrissene chemische Verbindungen zurückzuführen ist.

Adermin und verwandte Verbindungen können synthetisch
gewonnen werden.

Pantothensäure.

Das die oben beschriebene Hühnerdermatitis spezifisch hei-
lende Vitamin wurde von seinen amerikanischen Entdeckern
Pantothensäure genannt. Es wurde zunächst als Wuchsstoff
für Hefe angesehen. Spätere Untersuchungen zeigten aber,
daß Pantothensäure ein Wachstumsvitamin allgemeiner Natur
ist. Auch Vögel und Säugetiere bleiben bei Pantothensäuremangel im Wachstum zurück, und selbst der Mensch kann es
kaum entbehren, wie auch oben schon erwähnt wurde. Besonders eindringlich zeigt sich die Unentbehrlichkeit an Bak-

148

terien. So wird die Pantothensäure von Diphtheriebazillen, Streptokokken, Milchsäurebakterien u. a. zum Wachstum benötigt.

Die Pantothensäure findet sich, wie der Name schon zum Ausdruck bringen soll, weitverbreitet, und zwar immer zusammen mit anderen Vitaminen der B-Gruppe. Besonders reich ist die Leber, die etwa 60 mg pro Kilogramm enthält. Weitere gute Quellen sind Niere, Herz, Milch, Reiskleie, Hefe u. a. Pantothensäure liegt in der Leber an Eiweiß gebunden vor und zeigt auch damit eine gewisse Ähnlichkeit mit Vitamin B_1, B_2 und anderen B-Vitaminen.

Vorkommen der Pantothensäure.

	Einheiten pro kg Material		Einheiten pro kg Material
Rindsleber	10000	Kohl	800
Ochsenfleisch	700	Weizenvollkornmehl	700
Fischfleisch	200	Weizenkleie	2000
Eiweiß	200	Mais	600
Eigelb	4000	Karotten	200
Milch	300	Bier-, Bäckerhefe	20000
Grüne Erbsen	400		

Chemische Eigenschaften.

Pantothensäure ist als solche nicht kristallisiert, das Natriumsalz hingegen kristallisiert gut und schmilzt bei 122°. Sie ist eine verhältnismäßig empfindliche Verbindung, die besonders beim Erhitzen in alkalischer Lösung leicht zerstört wird. Schwache Säuren (Essigsäure) und Lichtstrahlen sind hingegen ungefährlich.

Die *Konstitution* ergibt sich aus folgender Formel:

$$\begin{array}{ccccc} & CH_3 & & H & \\ & | & & |\ {}^* & \\ HO-CH_2-C & - & C-CO-NH-CH_2-CH_2-CO_2H \\ & | & & | & \\ & CH_3 & & OH & \end{array}$$

Pantothensäure.

Der Chemiker erkennt an dieser Formel sofort, daß zwei optisch isomere Formen auftreten können, eine rechts- (+) und eine links- (−) drehende. Von beiden ist nur die natürlich vorkommende, rechtsdrehende mit der spezifischen Drehung von $+27°$ als Vitamin wirksam. Sie kann heute in einfacher Weise synthetisch hergestellt werden.

Bestimmungsmethoden.

Zur biologischen Bestimmung wird im allgemeinen die Wachstumswirkung des Vitamins benutzt. Früher bestimmte man diese an Hefe, heute verwendet man meist Bakterien, die auf einem pantothensäurefreien Nährboden nicht gedeihen. Als besonders geeignet haben sich die Milchsäurebakterien Lactobacillus casei und Streptobacterium plantarum erwiesen. Da das Wachstum dieser Bakterien dem Gehalt der Nährlösung an Pantothensäure parallel geht, kann *die vorhandene Pantothensäuremenge aus der Zahl der neu gebildeten Bakterien ermittelt* werden.

Nicht alle Mikroorganismen sind so anspruchsvoll wie die genannten Bakterienarten. Es gibt vielmehr eine ganze Anzahl, die zum Wachstum nur das eine Spaltstück β-Alanin $NH_2 \cdot CH_2 \cdot CH_2CO_2H$ benötigen, aus dem sie sich die Pantothensäure aufbauen können. Auch Hefe ist unter bestimmten Bedingungen zu dieser Synthese aus β-Alanin befähigt.

Antigrauehaar-Faktoren.

Sehr wahrscheinlich handelt es sich bei der Verhinderung der Grauverfärbung um mehrere Faktoren, von denen einer die *Pantothensäure* darstellt. Ein weiterer Wirkstoff der B-Gruppe, der beim Grauwerden vielleicht eine Rolle spielt, ist die **p-Aminobenzoesäure**, auch Wuchsstoff H′ genannt. Sie findet sich vielfach mit den anderen B-Vitaminen zusammen, und zwar besonders in Hefe, Leber, Molke, Malz, Tomaten u. a. p-Aminobenzoesäure von der Konstitution

$$H_2N-\!\!\left\langle\!\!\!\!\raisebox{-2pt}{\smash{\bigcirc}}\!\!\!\!\right\rangle\!\!-CO_2H$$

ist dem Chemiker seit langem wohlbekannt und spielt auch in der Industrie eine Rolle. Daß sie ein Wuchsstoff oder gar ein Vitamin ist, war eine große Überraschung.

Die Rolle der p-Aminobenzoesäure ist noch nicht endgültig erforscht. Mit Sicherheit wissen wir, daß sie für gewisse „anspruchsvolle" Bakterien unentbehrlich ist (Streptobacterium plantarum, Clostridium acetobutylicum, Corynebacterium diphteriae gravis). Sehr wahrscheinlich ist sie auch für die Säugetiere von Bedeutung.

Außer der freien Säure kann auch der Methylester, wenn auch schwächer, als Wuchsstoff wirken. Die folgende Abbildung zeigt die Übereinstimmung in der wachstumsfördernden Wirkung eines natürlichen und synthetischen p-Aminobenzoesäuremethylesters. Ohne den Wuchsstoff ist das Wachstum sehr gering, mit 0,0166 γ in 1 ccm ist es optimal (d. h. es nimmt bei weiterem Zusatz von Wuchsstoff nicht mehr zu).

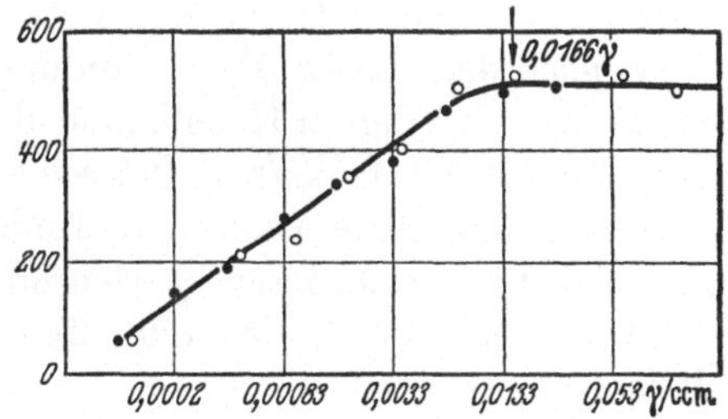

Abb. 37. Wachstumswirkung von p-Aminobenzoesäure-methylester natürlichen und synthetischen Ursprungs bei Streptobacterium plantarum. (Nach Kuhn, Schwarz und Möller.)

Vitamin H (Biotin).

Der „Talgfluß" (Seborrhoe) entsteht, wie oben erwähnt, beim Fehlen des Vitamins H und gleichzeitiger Überfütterung mit Eiweiß. Obgleich die Erkrankung schon länger bekannt war und auch die chemische Erforschung des Wirkstoffes frühzeitig in Angriff genommen wurde, erfolgte die Reindarstellung und eingehende chemische Untersuchung überraschenderweise von einer ganz anderen Seite. Es wurde nämlich gefunden, daß das Vitamin H identisch ist mit einem Wuchsstoff für Hefe, dessen Methylester schon im Jahre 1936 von dem deutschen, in Holland wirkenden Chemiker K ö g l aus Eidottern in kristallisierter Form erhalten worden war, ohne daß man allerdings ahnen konnte, daß dieser Pflanzenwuchsstoff auch für das Tier von Bedeutung sein würde. Erst im Jahre 1940 gelang amerikanischen und deutschen Forschern der Nachweis, daß das aus Eigelb gewonnene „Biotin" in der Lage ist, an Seborrhoe erkrankte Ratten in einer Menge von 0,1 γ pro Tag im Verlauf von 30 Tagen zu heilen, und es damit als Vitamin H zu betrachten ist.

Vorkommen. Biotin ist im Pflanzen- und Tierreich recht weit verbreitet. So findet es sich praktisch in allen Organen und Geweben der Säugetiere, insbesondere im Gehirn, der Leber und den Nieren. Besonders reich an Vitamin H sind die Leber, Nieren und Eier vom *Huhn*. Auch in Hefe ist es sehr reichlich enthalten. Wie die meisten Vitamine der B-Gruppe liegt auch das Vitamin H im allgemeinen gebunden vor und kann erst nach dem Lösen dieser Bindung als solches isoliert werden. Sehr viel Vitamin H enthalten die Pflanzen*samen*, wie z. B. die von Gartenkresse, Petersilie, Salat, Karotten, Tomaten, Kohl usw. Wie Vitamin B_1 findet sich auch Biotin hauptsächlich in der äußeren („Aleuron"-) Schicht der Samen. Das Verhältnis von Biotin in der Reiskleie zu dem im polierten Reis ist z. B. etwa 15 : 1.

Vitamin H in Nahrungsmitteln.

	mg pro kg Material		mg pro kg Material
Leber, Nieren (Rind). .	1	Weizen	0
Rindfleisch	0	Kartoffeln	0,2
Kuhmilch	0,1	Bananen	0,1
Eidotter, getrocknet . .	1	Fette, Öle.	0
Reiskleie	1	Trockenhefe	0,2

Zur *Darstellung* eignet sich besonders Eigelb. 250 kg Trockeneigelb enthalten etwa 250 mg Biotin, von denen seinerzeit 1,1 mg als Methylester kristallisiert erhalten wurden! Heute können daraus etwa 25 mg gewonnen werden.

Vor kurzem wurde auch das Biotin selbst kristallisiert erhalten. Es schmilzt bei 216° und hat wahrscheinlich die Zusammensetzung $C_{10}H_{16}O_3N_2S$. Das freie Biotin ist eine Säure, die sich leicht in das Natriumsalz überführen läßt. Es ist wahrscheinlich ein Abkömmling des Harnstoffs.

Das Antiskorbut-Vitamin C (Askorbinsäure).

Das Vitamin C war schon einige Zeit rein dargestellt, ohne daß man dies wußte und ohne daß man das Suchen danach aufgab. Das war nur deshalb möglich, weil diese erste unbewußte Darstellung durch den ungarischen Forscher S z e n t - G y ö r g y i von einer ganz anderen Fragestellung ausgegangen war. Den Schlüssel zur „Identifizierung" dieser aus der Rinde der Nebennieren gewonnenen Substanz als antiskorbutisches Vitamin gab die auffällig starke Reduktionskraft. Daß Vitamin-C-haltige Fruchtsäfte stark reduzieren, wußte man schon lange, aber man war nicht allgemein davon überzeugt gewesen, daß diese Eigenschaft dem Vitamin C selbst zukommt. Als nun der aus der Nebennierenrinde gewonnene Körper ebenfalls ganz auffällige Reduktionskraft zeigte, erkannte man, daß man das reine Vitamin C bereits in Händen hatte. Für die Aufklärung der Konstitution aber war es ein glücklicher Zustand, daß eines Tages statt der kostbaren Nebennieren, die nur in den Schlachthäusern Amerikas in ausreichender Menge zu beschaffen gewesen waren, eine ergiebigere und billigere Quelle in den Paprikaschoten erstand. Die erste fabrikmäßige Herstellung geschah demgemäß in Ungarn. Heute kann die Verbindung ganz billig synthetisch hergestellt werden.

Vorkommen.

Die reichliche Versorgung des Menschen mit Vitamin C ist eines der vordringlichsten Probleme unserer Ernährungswirtschaft und spielt natürlich im jetzigen Krieg eine große Rolle. Sie ist deshalb noch viel schwieriger wie bei den übrigen Vitaminen, weil das Vitamin C einerseits recht empfindlich ist und beim Zubereiten der Nahrung weitgehend zerstört werden *kann* und weil andererseits der tägliche Bedarf ziemlich hoch ist, nämlich 20—50 mg. Da als Vitamin-C-Quelle nur Pflanzennahrung in Frage kommt, ist die natürliche Versorgung also in erster Linie im Winter und in unfruchtbaren Gegenden gefährdet. Infolge der zahlreichen Untersuchungen der letzten Jahre sind wir jedoch heute in der Lage, derartige

Schwierigkeiten zu beheben; denn wir können einerseits die Zerstörung des Vitamins C bei der Herstellung von Gemüsekonserven weitgehend vermeiden, andererseits stehen uns genügende Mengen synthetischen Vitamins zur Verfügung. Es sei an dieser Stelle darauf hingewiesen, daß unsere kämpfenden Truppen zusätzlich mit C-Vitamin versehen werden.

An der Spitze aller Askorbinsäure-Träger stehen frische Hagebutten, von denen durchschnittlich 10 g pro Tag genügen würden. Man hat daher vielfach den Vorschlag gemacht, statt schwarzen Tee Hagebuttentee zu trinken, zumal auch die getrocknete Frucht noch sehr C-reich ist. Sehr reichhaltig versehen sind ferner schwarze (nicht rote!) Johannisbeeren, Vogelbeeren und Paprikaschoten. Weiterhin sind noch besonders hervorzuheben Zitronen, Apfelsinen und Kohlarten. Für die normale Versorgung sind in erster Linie grüne Gemüse und Salate ausschlaggebend, wobei der Vitamin-C-Gehalt um so größer ist, je mehr Blattgrün vorliegt; ferner, wie bereits erwähnt, Kartoffeln. Letztere aber nur, wenn sie mit der Schale gekocht werden. Getreide, Rüben und Fleisch spielen keine Rolle. Frauen- und Kuhmilch sind zwar keine schlechten C-Quellen, reichen aber für die normale Versorgung des Säuglings nicht ganz aus. In der folgenden Tabelle geben wir den durchschnittlichen Vitamin-C-Gehalt einiger Nahrungsmittel an.

	mg Askorbinsäure in 100 g Material
Hagebutten	400
Schwarze Johannisbeeren	150
Paprikaschoten	150
Meerrettich	100
Zitronen, Apfelsinen	75
Grünkohl, Rosenkohl	75
Kohlrabi, Blumenkohl, Kresse, Weißkohl, Rotkohl	50
Spinat, Wirsing	50
Tomaten, Spargel, Mangold, Rettich	25
Rote Johannisbeeren, Himbeeren	25
Grüne Erbsen, Grüne Bohnen, Kartoffeln	15—20
Brombeeren, Heidelbeeren, Äpfel, Pfirsiche	10
Kirschen, Pflaumen, Aprikosen	5—8
Weintrauben, Birnen	3
Getreide, Reis, Brot, Butterfett	0
Leber	30
Nieren, Hirn	18

mg Askorbinsäure
in 100 g Material

Fischrogen	15—20
Fischleber	8
Frauenmilch	5
Kuhmilch	2
Käse	bis 1

Der Vitamin-C-Verlust beim Kochen der Kartoffeln kann sehr beträchtlich sein, besonders in der sog. Kochkiste. Die folgende Übersicht zeigt eindeutig, wie man dieses Volksnahrungsmittel zubereiten muß.

Verlust an Vitamin C beim Kochen von Kartoffeln.

Geschält {	sofort gekocht	25 %
	24 Stunden gewässert und gedünstet (Kantinen u. dgl.) .	60 %
Ungeschält {	gekocht	10 %
	gedünstet	5 %
Kochkiste, 1 Stunde	. . . .	50 %
Kochkiste, 4 Stunden	. . . .	70 %
Braten gekochter Kartoffeln	. . . .	45 %

Bestimmung und Einheiten.

Von den *Bestimmungsmethoden* sind an erster Stelle die *biologischen* zu nennen, bei denen man sowohl die Schutz- als auch die Heilwirkung des Vitamins herangezogen hat. Im prophylaktischen Test wird manchmal der allgemeine Skorbutzustand als Kriterium herangezogen. Dabei müssen alle Tiere seziert und genau untersucht werden, besonders auf Zahn- und Knochenveränderungen und auf Gewebsblutungen. Außerdem muß man das Gewicht aller Tiere ständig kontrollieren. Dieser Test erfordert also viel Zeit und Mühe.

Die *Schädigung der Zahnwurzeln* tritt früher auf als die unmittelbar sichtbaren Symptome. Sie kann daher zu einem verhältnismäßig raschen Test verwendet werden. Nach 14 Tagen C-freier Kost tötet man die Tiere, nimmt den Kiefer heraus, entfernt den Kalk und macht dann Schnitte quer zu der Wurzel. Die Schnitte werden in bestimmter Weise angefärbt und unter dem Mikroskop betrachtet. Man hat sich nun mit Hilfe reinen C-Vitamins eine Skala geschaffen, welche die Zahnveränderungen in Abhängigkeit von der verfütterten Menge C-Vitamin wiedergibt, indem man die mikroskopischen Bilder jeweils photographisch festgehalten hat. Die in Abb. 18

155

wiedergegebenen Aufnahmen entsprechen z. B. dem normalen Zustand und dem manifesten Skorbut. Dazwischen liegen noch drei Zwischenstufen, die es gestatten, die von den einzelnen Tieren aufgenommenen C-Mengen unmittelbar aus dem mikroskopischen Bild abzulesen. Äußere Skorbutsymptome treten erst auf, wenn die Zahnveränderungen schon so weit fortgeschritten sind, daß sie Abb. 18b entsprechen. Bei den Zwischenstadien der Skala sieht man klinisch nichts. Man erkennt daraus die Empfindlichkeit dieses *„Schneidezahntestes"*.

Schließlich kommt als weiterer einfacher Test der Wachstumversuch hinzu, von dem wir einige Kurven zeigen wollen.

Man erkennt, daß völliges Fehlen von Vitamin C nach starkem Gewichtssturz zum Tode führt. 0,25 mg Askorbinsäure pro Tag genügen, um das Wachstum für einige Zeit normal zu gestalten, dann aber ist das Tier so schwer geworden, daß der erhöhte Vitaminbedarf mit dieser Menge nicht mehr gedeckt ist, so daß die Tiere eingehen. — Es ist interessant, daß Zitronensaft, der einige Zeit der Luft ausgesetzt war, inaktiv geworden ist (Oxydation!).

Neben diesen biologischen *Methoden* gibt es auch einfache *chemische*. Sie stützen sich auf die starke Reduktionskraft des C-Vitamins, die daran erkenntlich ist, daß Luft und chemische Oxydationsmittel rasch verbraucht werden. Da mit dem C-Vitamin zusammen stets noch andere reduzierende Substanzen vorkommen, mußten Oxydationsmittel gefunden werden, die möglichst nur das Vitamin angreifen, also „spezifisch" sind. Ein solches fand man z. B. in dem künstlichen blauen Farbstoff 2,6-Dichlorphenol-indophenol, der durch Vitamin C unter Reduktion entfärbt wird. Die Bestimmung geschieht so, daß zu den wässerigen Auszügen so lange Indophenol hinzugefügt wird, bis das Oxydationsmittel gerade im Überschuß ist. Man erkennt dies daran, daß die blaue Farbe nun nicht mehr verschwindet. Aus der verbrauchten Menge von 2,6-Dichlorphenol-indophenol läßt sich der Gehalt an C-Vitamin berechnen. — Die Methode ist besonders dann empfehlenswert, wenn es sich um größere Reihenversuche vergleichender Art handelt. Bei tierischen Organen versagt sie meistens. Außerdem stören Eisensalze. Alle diese Fehlerquellen sind aber nur so lange „gefährlich", als man sie *nicht* kennt.

Die zahlreichen von verschiedenen Forschern durchgeführten Untersuchungen auf dem Gebiet des C-Vitamins haben auch hier zur Schaffung mehrerer *Einheiten* geführt. Die *prophylaktische Meerschweincheneinheit* ist diejenige Menge, die bei täglicher Verabreichung ein 200 g schweres Meerschweinchen 60 Tage vor Skorbut schützt. Da Zitronensaft einen ziemlich konstanten C-Gehalt aufweist, legte man ihn der internatio-

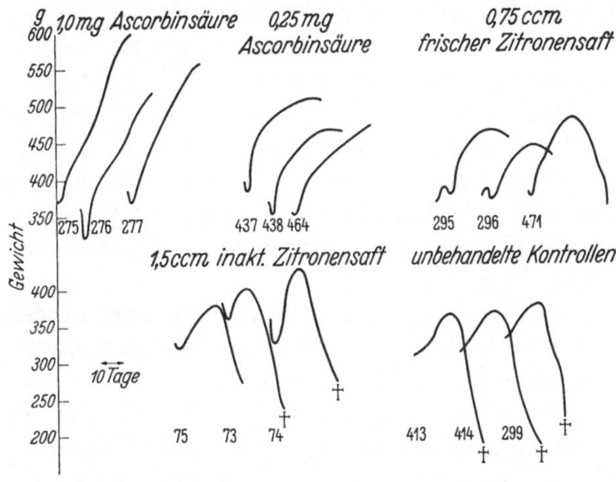

Abb. 38. Die Wachstumswirkung von Vitamin C bei Meerschweinchen.
(E. Merck, Darmstadt.)

nalen Einheit zugrunde. Diese lautete auf 0,1 ccm eines in bestimmter Weise hergestellten Preßsaftes von Zitronen. *Die heutige internationale Einheit ist 0,05 mg reines C-Vitamin;* sie entspricht ungefähr der älteren. Eine Meerschweinchen-Schutzeinheit sind 10 internationale Einheiten oder 0,5 mg Vitamin. Mit dieser Menge ist nach der oben gegebenen Definition bei einem 200 g schweren Tier aber nur ein bedingter Schutz gewährt, nämlich nur bis zu einem Zeitraum von 60 Tagen. Die optimale Dosis, die also vollkommen genügt, ist 1,5 bis 2 mg. Verglichen mit anderen Vitaminen, ist das eine beträchtliche Menge. Auch beim Menschen ist sie mit

etwa 3o mg verhältnismäßig hoch gegenüber 1 mg A-Vitamin
oder 0,025 mg Vitamin D. Ein Meerschweinchen braucht bei
einem Gewicht von 200 bis 3oo g ebensoviel wie ein Affe
von 2 bis 3 kg (!), was bedeutet, daß auch hier der Bedarf
sehr von der Tierart abhängt.

Eigenschaften.

Von den Eigenschaften des C-Vitamins haben wir die auf-
fälligste, nämlich seine *Reduktionskraft,* bereits kennengelernt. Sie ist es, welche zusammen mit der Hitzeempfindlich-
keit den starken Verlust beim Kochen oder Aufbewahren der
Nahrungsmittel verursacht. Luftzutritt ist weitaus am gefähr-
lichsten; denn bei Sauerstoff*ausschluß* hält Vitamin C z. B.
Temperaturen von 140^0 besser aus als solche von 100^0 bei
Luft*zutritt.* Auf seine leichte Zerstörbarkeit und geringe
Haltbarkeit ist die früher weit verbreitete Meinung zurückzuführen, daß *alle* Vitamine sehr unbeständig seien. (Ähnlich, aber doch weniger empfindlich ist indessen nur noch
das Vitamin B_1.)

Das C-Vitamin kann in zwei Stufen oxydiert werden. Aus
der ersten Stufe läßt es sich ohne Beeinträchtigung der
Wirksamkeit wieder in das Vitamin zurückverwandeln, es ist
also „*reversibel oxydierbar*". *Das Vitamin C stellt also ein
Gegenstück zu dem reversibel reduzierbaren Vitamin B_2 oder
dem Nikotinsäureamid dar.* Man gewinnt diese reversible
Stufe durch Oxydation mit Jod oder dem obengenannten
2, 6-Dichlorphenol-indophenol in saurer Lösung. Die Rück-
verwandlung gelingt mit Schwefelwasserstoff (H_2S). In alkalischer Lösung geht die Oxydation weiter unter vollkommener
Zerstörung der Vitamineigenschaft. Sie geht besonders leicht
in Gegenwart von Metallsalzen; denn diese „katalysieren" die
Oxydation. Dies alles spielt bei der Konservenbereitung eine
wichtige Rolle. Die frühere Art der Konservierung nahm darauf keine Rücksicht, mit dem Erfolg, daß so gut wie alles
Vitamin zerstört wurde. Heute macht man z. B. bereits Trok-
kenmilchpräparate, die der Frischmilch ebenbürtig sind. Die
Konservierung geschieht jetzt sogar schonender als das üb-
liche Zubereiten im Haushalt.

158

Die Oxydierbarkeit des Vitamins C hängt sehr von seinen Begleitstoffen ab. In seinem natürlichen Verband wird es häufig von anderen Stoffen gegen die Oxydation geschützt. Andererseits aber kann es selbst derartige Schutzwirkung gegen Luft übernehmen, besonders bei Stoffen, die weniger leicht angegriffen werden, also eine geringere „Affinität" zum Sauerstoff haben als das C-Vitamin. Das blutdrucksteigernde Hormon der Nebenniere (Adrenalin) wird z. B. im Reagenzglas für sich allein durch den Luftsauerstoff leicht unter Braunfärbung oxydiert. Man hat gefunden, daß diese Oxydation des Adrenalins bei Zusatz von C-Vitamin unterbleibt, weil das C-Vitamin das Hormon vor dem Angriff des Luftsauerstoffes schützt. Außer der durch Metallsalze katalysierten Oxydation gibt es auch eine fermentative. Man nennt die entsprechenden Fermente *Vitamin-C-Oxydasen*. Sie kommen anscheinend nur im Pflanzenreich vor und stehen wahrscheinlich mit der Rolle, die das Vitamin C dort spielt, in Zusammenhang. Reich an Vitamin-C-Oxydase sind besonders Kürbissamen.

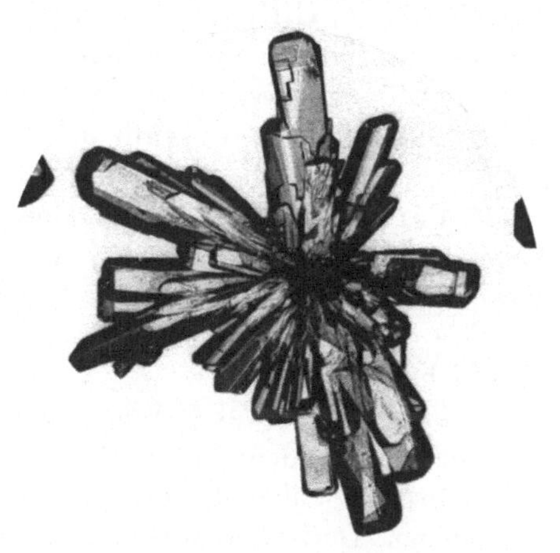

Abb. 39. Kristalle von Vitamin C (Askorbinsäure). (Aufn. E. Merck, Darmstadt.)

Vitamin C ist eine Säure, d. h. es ist in wässeriger Lösung in ein (positiv geladenes) Wasserstoffion und einen negativ geladenen Rest gespalten („dissoziiert"). *Askorbinsäure* heißt es deshalb, weil es *antiskorbu*tische Wirkung hat. Im Geschmack ist die Askorbinsäure der Zitronensäure sehr ähnlich. Sie ist in Wasser leicht löslich. Die reine Substanz ist weiß, färbt sich an der Luft infolge Oxydation aber dunkel. Sie ist optisch aktiv, und zwar dreht sie die Ebene des polarisierten Lichtes nach rechts (spezifische Drehung $= +24^\circ$).

Die Askorbinsäure leitet sich chemisch von den einfachen Zuckern mit 6 C-Atomen, den „Hexosen", ab. Möglicherweise geht die Synthese in der Pflanze tatsächlich über einen solchen einfachen Zucker; jedenfalls kann man die Entstehung von C-Vitamin in Erbsenkeimlingen stark steigern, wenn man der Nährlösung bestimmte Hexosen zufügt. Beim Vergleich der Summenformel eines einfachen Zuckers, z. B. des Traubenzuckers ($C_6H_{12}O_6$, auch Glukose genannt), mit der der Askorbinsäure ($C_6H_8O_6$) sieht man, daß sich beide nur um 4 Wasserstoffatome unterscheiden. Das C-Vitamin ist — so betrachtet — ein Oxydationsprodukt des Traubenzuckers. Tatsächlich gewinnt man es synthetisch auf entsprechende Weise. Allerdings ist es nicht durch einfache Oxydation zu erhalten, sondern es muß dabei noch eine Umwandlung der räumlichen Lage der Atome vorgenommen werden; denn der Traubenzucker gehört der d-Reihe, das Vitamin C aber der l-Reihe an. Wie die Synthese im einzelnen vor sich geht, können wir hier nicht erläutern.

Die *Beziehungen des C-Vitamins zu den Zuckern* geht aus dem nebenstehenden Vergleich mit Traubenzucker hervor. Wir schreiben dabei die d-Glukose in einer Form, die nur in wenigen Derivaten vorliegt, die aber die Analogie zur Askorbinsäure besser zum Ausdruck bringt. (Der Unterschied ist der, daß die d-Glukose im allgemeinen statt des hier aufgezeichneten 5-gliedrigen Ringes einen 6-gliedrigen besitzt.) Außer der l-Askorbinsäure zeigen wir gleichzeitig die Formel ihres ersten Oxydationsprodukts, nämlich der erwähnten Dehydro-askorbinsäure (siehe nebenstehende Formel).

Wir erkennen, daß sich der Mindergehalt von 4 Wasserstoffatomen darin äußert, daß in der Askorbinsäure eine C=C-Doppelbindung und eine C=O-Gruppe vorliegen, die bei der Glukose fehlen. Die Unterschiede in der räumlichen Anordnung im Molekül, welche für die Zuordnung zur d- oder l-Reihe verantwortlich sind, kommen in der Schreibweise eindeutig zum Ausdruck. Diejenige Hydroxylgruppe, welche an dem der —CH_2OH-Gruppe benachbarten C-Atom steht, entscheidet, wie schon früher auseinandergesetzt, über diese Zugehörigkeit zu der d- oder l-Reihe.

d-Glukose.	l-Askorbinsäure = Vitamin C.	Dehydro-l-askorbinsäure ($C_6H_6O_6$).

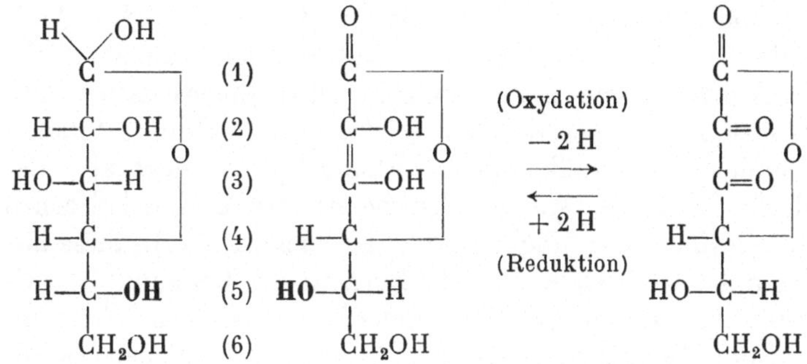

Trotz seiner ausgesprochenen Säurenatur besitzt das C-Vitamin keine echte Säuregruppe (CO_2H). Das war am Anfang auch für den Chemiker überraschend; denn er war gewohnt, daß derart starke Säuren echte Karboxylgruppen tragen. Was jedoch hier den Säurecharakter bedingt, ist eines der beiden Hydroxyle an der $C=C$-Doppelbindung. Solche „enolischen" OH-Gruppen sind zwar im allgemeinen nur schwach sauer; beim C-Vitamin kommt indessen die in Konjugation stehende $C=O$-Gruppe noch hinzu. Die Atomanordnung

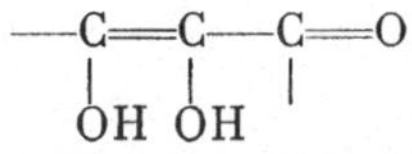

$$-C=C-C=O$$
$$\ \ |\ \ \ |$$
$$\ \ OH\ OH$$

ist sowohl für den Säuregrad als auch für die außerordentliche Reduktionskraft verantwortlich.

Chemischer Bau und Vitaminwirkung.

Für die Vitaminwirkung ist keines der angegebenen Strukturmerkmale entbehrlich. Methyliert man z. B. die beiden „enolischen" Hydroxyle, so ist der Vitamincharakter verschwunden. Besetzt man die beiden anderen („alkoholischen") OH-Gruppen mit einem Azetonrest, so tritt ebenfalls Inaktivierung ein. (Spaltet man aber das Azeton im Reagenzglas vor der Fütterung ab, so kehrt die Antiskorbut-Wirkung wieder.) Ebenso unentbehrlich sind die C=C-Doppelbindung und die C=O-Gruppierung sowie der Sauerstoffring. Das sind aber nur die *groben* Merkmale des Moleküls. Sie können alle in einem Molekül vorhanden sein, ohne daß damit die Vitamin-C-Wirkung erreicht wird; z. B. ist der optische Antipode der l-Askorbinsäure, die d-Askorbinsäure, die sämtliche Strukturmerkmale besitzt und in allen Eigenschaften, mit Ausnahme der spezifischen Drehung, mit dem C-Vitamin übereinstimmt, vollkommen wirkungslos. Es liegt also der gleiche Fall vor wie bei den beiden früher beschriebenen Riboflavinen. Die Möglichkeiten der chemischen Synthese lassen uns also auch hier einen Blick in die Beziehungen zwischen dem räumlichen Bau und der biologischen Wirksamkeit tun. Es zeigt sich dabei, daß an der räumlichen Anordnung sämtlicher an den C-Atomen 1—4 haftenden Atome nichts geändert werden darf, wenn nicht die Vitaminwirkung verlorengehen soll. Insbesondere die „d-Anordnung" am C-Atom 4 (Lage des Sauerstoffrings) ist unentbehrlich. Aus diesem Grunde ist z. B. die d-Askorbinsäure unwirksam; denn in ihr hat das C-Atom 4 l-Konfiguration. Weiterhin ist der hydroxylhaltige Rest (C-Atome 5 und 6) notwendig. Auch die räumliche Anordnung am C-Atom 5 ist wichtig, wenn auch nicht ausschlaggebend; denn wenn die Hydroxylgruppe in unserer Schreibweise links steht, ist die Wirksamkeit höher, als wenn sie die entgegengesetzte (Rechts-) Konfiguration besitzt.

l-Askorbin- säure (1)	6-Desoxy-l-as- korbinsäure ($^1/_3$)	l-Rhamno-as- korbinsäure ($^1/_{10}$)	d-Askorbinsäure (unwirksam)
O‖C—	O‖C—	O‖C—	—O‖C
C—OH	C—OH	C—OH	C—OH
C—OH O	C—OH O	C—OH O	O C—OH
H—C—	H—C—	H—C—	—C—H
HO—C—H	HO—C—H	HO—C—H	H—C—OH
CH$_2$OH	CH$_3$	HO—C—H	CH$_2$OH
		CH$_3$	

162

In vorstehender Formel sind die wichtigsten C-wirksamen Verbindungen nach ihrer Wirksamkeit geordnet, wobei die l-Askorbinsäure gleich 1 gesetzt ist. Wirksamkeit $1/3$ bedeutet dabei, daß man von der betreffenden Verbindung die 3fache Menge benötigt wie von l-Askorbinsäure.

Physiologische Wirkungsweise.

Vitamin C entfaltet im Reagenzglas eine Reihe bemerkenswerter Reaktionen, die zu manchen Vermutungen und Annahmen über die Wirkungsweise in der Zelle Anlaß gegeben haben. Trotz vieler derartiger Untersuchungen sind wir aber in der Erkenntnis der Wirkungsweise in der lebenden Zelle nicht sehr weit gekommen, befinden uns also in einer ähnlichen Lage wie beim Vitamin D. So wissen wir z. B., daß Askorbinsäure in der Lage ist, gewisse Fermentsysteme zu aktivieren und andere zu hemmen oder oxydierte Fermente zu reduzieren, aber es ist nicht bewiesen, daß dies in der Zelle in gleichem Maße zutrifft. Ebenso ist uns die günstige Wirkung auf die Blutbildung und die Blutgerinnung, die Entwicklung und Erhaltung der Zähne, die Aktivität der Hormone und anderes bekannt, ohne daß wir wissen, wie dies zustande kommt. In dieser Beziehung sind wir bei den Vitaminen B_1, B_2 und Nikotinsäureamid weit besser unterrichtet, allerdings nur infolge des glücklichen Umstandes, daß sie die Wirkgruppen von Fermenten sind, die unabhängig von Vitaminfragen seit langem studiert worden waren. Es ist aber zu hoffen, daß wir auch die Wirkungsweise der Askorbinsäure in absehbarer Zeit auf eine ähnliche vereinfachte Formel bringen können.

Bemerkenswert ist noch die jüngst an gewissen niederen Tierarten (Flagellaten) beobachtete Wuchsstoffeigenschaft der Askorbinsäure.

Chemischer Zusammenhang mit anderen Naturstoffen.

Schließlich noch einiges über die *stofflichen Zusammenhänge des C-Vitamins mit anderen pflanzlichen Erzeugnissen!* Die Zuckersynthese beginnt in der Pflanze mit der Assimilation der Kohlensäure (CO_2); ihr Endprodukt ist auf der einen Seite die *Stärke*, auf der anderen die *Zellulose*. Die *Stärke* ist die *Speicherungsform* für Kohlenhydrate; sie entsteht aus einfachen Zuckern und wird bei Bedarf wieder in sie zurückverwandelt. (Im Tier übernimmt das Glykogen diese Rolle.) Die *Zellulose* ist die wichtigste *Gerüstsubstanz* der Pflanze (Zellstoff und Kunstseide aus Holz!). Sie ist aus dem gleichen Zucker (der Glukose) wie die Stärke aufgebaut, nur in etwas anderer Art und Weise. Aus welchen Assimilationsprodukten die Askorbinsäure in der Pflanze entsteht, wissen wir noch nicht. Trotzdem besteht kein Zweifel, daß ihre Bildung mit dem Zuckerstoffwechsel verknüpft ist, so daß wir das Vitamin C sowohl nach Entstehung als auch nach dem Aufbau als einen entfernten Verwandten dieser hochmolekularen Kohlenhydrate Stärke und Zellulose bezeichnen können, in ähnlicher Weise, wie dies früher für Vitamin A und Kautschuk geschah.

Das Permeabilitätsvitamin P.

Zum Schluß unserer chemischen Übersicht über die bedeutsamsten Vitamine sei noch kurz auf das Vitamin P verwiesen. Wir haben beim Skorbut schon erwähnt, daß gewisse Fälle besser mit Zitronensaft bzw. mit einer Mischung aus Vitamin C und einem Zitronenextrakt zu heilen sind als mit Vitamin C allein. Es sind dies Fälle, bei denen die Kapillarblutgefäße besonders schwach und durchlässig sind. Da die erhöhte Durchlässigkeit der Kapillaren besonders rasch auf Verabreichung von zitronenextrakthaltigem Vitamin C erfolgt, hat man den zusätzlichen Wirkstoff als *Permeabilitätsvitamin P* bezeichnet.

Vitamin P, auch *Citrin* genannt, ist ein Begleiter der Askorbinsäure in Zitronen, Orangen u. a. Es leitet sich von den im Pflanzenreich recht vielfältig vertretenen „*Flavonen*" ab, die mit den schönen Farbstoffen der Rose und Kornblume nahe verwandt sind. Citrin stellt ein Gemisch dar von Verbindungen aus einem „*Flavanon*" mit den Zuckern *Rhamnose* und *Rutinose*. Die eine Komponente hat folgende Struktur:

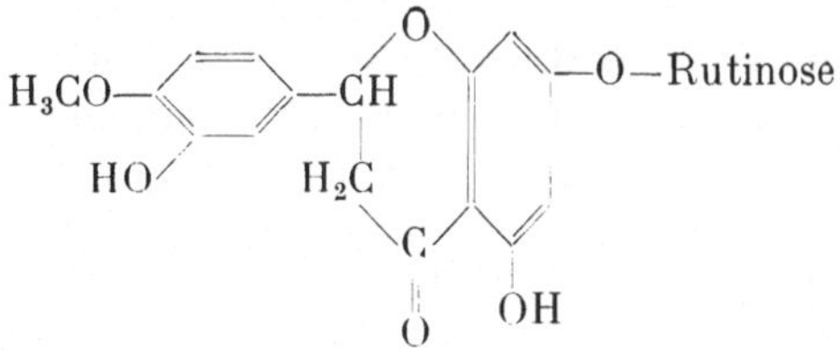

$$H_3CO-C_6H_3(OH)-CH-\!\!\cdots\!\!-O-Rutinose$$

(Strukturformel: H_3CO, HO am Benzolring, CH, H_2C, $C=O$, OH, $-O-$Rutinose)

D. Die Vitamine in der Pflanze.

Es wurde im Vorhergehenden und insbesondere bei den B-Vitaminen darauf hingewiesen, daß auch Pilze (Hefe) und Bakterien auf die Zufuhr bestimmter für das Tier unentbehrlichen Vitamine angewiesen sind, wenn sie normal gedeihen sollen. Da diese Kleinlebewesen zu den Pflanzen gehören, erhebt sich die Frage, ob und in welchem Maße auch die höheren Pflanzen vitaminabhängig sind. In der Tat gibt es eine ganze Anzahl derartiger pflanzlicher Mangelkrankheiten, auf die wir aber nur kurz hinweisen können. Jedenfalls treffen wir hier vielfach ein ganz ähnliches Bild, wie wir es für das Tierreich geschildert haben, da auch viele Pflanzen die Fähigkeit zur Synthese aller benötigten organischen Wirkstoffe verloren haben. Dabei geht die Unfähigkeit zur Wirkstoffsynthese meist mit dem Mangel an Blattgrün einher. Da die Pflanze dem Tier im allgemeinen in der Fähigkeit zur Synthese weit überlegen ist, ist dieser Verlust recht bemerkenswert.

Besonders anspruchsvoll bezüglich der Versorgung mit Vitaminen sind zahlreiche niedere Pflanzen (Pilze, Bakterien). Das hängt wohl damit zusammen, daß sie stets auf höher entwickelten Organismen wachsen, die sie ausreichend damit versehen, so daß sie im Laufe der Zeit mehr oder minder abhängig geworden sind. Da diese Kleinlebewesen auf einfachen Nährböden gezüchtet werden können und rasch wachsen, die Versuchstechnik also verhältnismäßig einfach ist, sind wir gerade hier über die Verhältnisse recht gut unterrichtet. Besonders Milchsäurebakterien sind in dieser Hinsicht eingehend untersucht. So wissen wir, daß diese Aneurin, Laktoflavin, Nikotinsäure, Adermin, Pantothensäure, Biotin

und p-Aminobenzoesäure benötigen, also Vitamine, die auch
für den Menschen meist unentbehrlich sind. Bei Streptobacterium plantarum sind wir sogar in der Lage, nunmehr einen
„synthetischen", nur aus bekannten, einfachen chemischen Verbindungen bestehenden Nährboden anzuwenden, wodurch die
Unentbehrlichkeit der einzelnen Wirkstoffe sehr schön de-
monstriert werden kann. Man erhält optimales Wachstum nur
dann, wenn alle Nähr- und Wuchsstoffe in genügender Menge
vorhanden sind, und kann umgekehrt aus dem Wachstum auf
die Menge vorhandener Wirkstoffe schließen. Durch Auf-
tragen der Wachstumsintensität gegen die Menge eines zu-
gesetzten Vitamins erhält man Kurven, wie wir sie in Abb. 37
für die p-Aminobenzoesäure gezeigt haben.

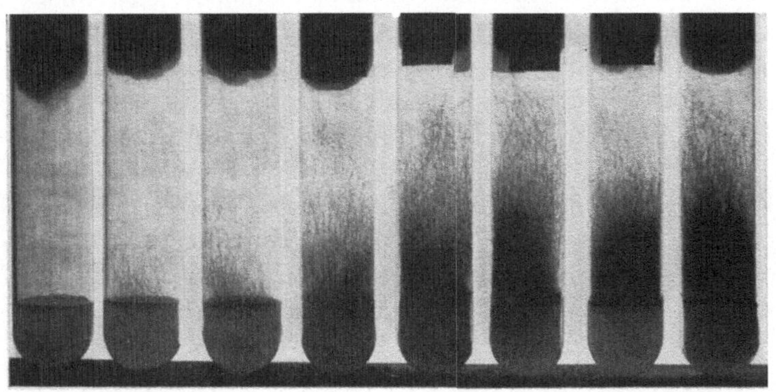

Abb. 40. Wachstumswirkuug von Aneurin bei Phycomyces (nach Schopfer).
Von links nach rechts zunehmender Aneuringehalt der Nährlösung.

Unter den Pilzen ist außer der Hefe vor allem der Schlauch-
pilz Phycomyces untersucht worden, der auf die Zufuhr von
Vitamin B_1 angewiesen ist. Die Wirkung dieses Vitamins zeigt
sich sehr schön in Abb. 40.

Der Pilz bildet zunächst ein untergetauchtes Mycel aus
verflochtenen Keimschläuchen. Bei Vitamin-B_1-Zugabe entwickelt sich eine oberflächliche Decke, aus der die Sporangien-
träger mit den Sporangien herausragen. Vitamin B_1 fördert
hier also nicht nur das Wachstum, sondern bewirkt auch die
Fortpflanzung mit Hilfe der Sporangien. Die zunehmend

besser werdende Entwicklung mit steigendem Aneuringehalt der Nährflüssigkeit ist gut zu erkennen.

Bei anderen Schimmelpilzen wiederum ist die geschlechtliche Vermehrung von dem Zusatz von Biotin abhängig.

Während im vorliegenden Fall ein Pilz auf die Zufuhr von Aneurin angewiesen ist, gibt es auf der anderen Seite Beispiele, wo Pilze dieses Vitamin nicht nur synthetisieren, sondern auch an andere Pflanzen abgeben. Ein solcher Fall liegt vor bei bestimmten, ziemlich hoch entwickelten Orchideenarten, den Vandeen. Diese brauchen zur Entwicklung unbedingt Vitamin B_1, können es aber nicht selbst synthetisieren, sondern beziehen es von einem Pilz, der in „Symbiose" auf ihnen lebt. An diesem Beispiel zeigt sich sehr schön das Wesen der nutzbringenden Gemeinschaft zweier Lebewesen: die Vandee liefert dem Pilz Nähr- und vielleicht auch Wirkstoffe und erhält dafür u. a. Vitamin B_1. Der Fall erinnert uns an die Tätigkeit der Darmbakterien beim Rind, die dem Wirtstier ebenfalls Vitamin B_1 liefern.

Auch in vielen anderen höheren Pflanzen spielen die Vitamine eine bedeutende Rolle, und zwar sind es meistens die der B-Gruppe. Besonders Pflanzenkeimling und Wurzel scheinen dabei einen hohen Bedarf zu haben. Es wurde z. B. gefunden, daß isolierte Wurzeln von Erbsen, Tomaten, Rettich, Flachs u. a. auf Zusatz von Aneurin, zum Teil auch von Nikotinsäure und Adermin besonders rasch wachsen. Auch Biotin gehört hierher. Es fördert bei Erbsenembryonen vor allem das Wachstum des Sprosses. Z. B. verursacht die geringe Menge von 0,08 γ Biotin in 10 ccm Nährflüssigkeit eine Mehrproduktion des Sprosses an Trockensubstanz von 63%. Aneurin fördert die Sproßbildung ebenfalls.

Bezüglich der Wirksamkeit der B-Vitamine in der Pflanze können wir uns in all den Fällen, in denen das Vitamin als Wirkgruppe eines Fermentes nachgewiesen wurde, konkrete Vorstellungen machen; denn es ist anzunehmen, daß hier keine grundsätzlichen Unterschiede zwischen Pflanze und Tier bestehen. Das heißt: Aneurin wirkt in Form der Carboxylase, Laktoflavin und Nikotinsäureamid als Dehydrase. In den übrigen Fällen muß man weitere Forschungsergebnisse abwarten.

Auch die anderen Vitamine haben in der Pflanze sicher ganz bestimmte Aufgaben zu erfüllen, wenn wir sie im einzelnen auch nicht genau kennen. Z. B. wissen wir, daß beim Keimen vieler Pflanzen der Gehalt an C-Vitamin sehr stark ansteigt. Da nun das Keimen ein ganz fundamentaler Vorgang im Leben der Pflanze ist, darf man annehmen, daß die Anhäufung von Askorbinsäure ihren bestimmten, wenn uns auch unbekannten, Zweck hat. — Die Karotine, welche beim Tier den Geschlechtsapparat in spezifischer Weise mitregulieren, finden sich auch im Sexualsystem der Pflanze in reichlicher Menge und sicher nicht durch Zufall.

Wie das Tier verfügt auch die Pflanze über weitere Wirkstoffe, die sie selbst synthetisiert, die aber für Mensch und Tier ohne Bedeutung sind, also nicht zu den Vitaminen im eigentlichen Sinne gehören. Sie sind als Pflanzenhormone bezeichnet worden und haben die vielfältigsten Aufgaben. Wenn wir auch auf diese Dinge hier nicht näher eingehen können, so zeigen sie doch, daß zwischen Pflanze und Tier kein grundsätzlicher Unterschied besteht, sondern daß beide Organismen Biokatalysatoren in beträchtlicher Zahl benötigen, die sie entweder selbst aufbauen oder mit der Nahrung fertig aufnehmen.

E. Einiges über die menschliche Ernährung.

Die verhältnismäßig ausführliche Schilderung der menschlichen und tierischen Vitaminmangelkrankheiten könnte bei oberflächlicher Betrachtung zu der Annahme führen, *das Vitaminproblem* sei eine medizinische Angelegenheit. Daß dies nicht zutrifft, sondern daß es sich mindestens ebensosehr, wenn nicht noch mehr um *ein Ernährungsproblem* handelt, wurde zwar des öfteren hervorgehoben, doch möchten wir unsere Betrachtungen nicht abschließen, ohne nochmals besonders auf diesen Punkt hinzuweisen. Wie die normale Versorgung mit Vitaminen zweckmäßig geschehen kann, brauchen wir nicht mehr auszuführen; denn das ergibt sich aus den Angaben über das Vorkommen eigentlich von selbst. Die folgenden Zeilen werden daher keinen ins einzelne gehenden

Speisezettel bringen. Wir werden fernerhin nicht den Versuch machen, die menschliche Ernährung auch nur andeutungsweise zu schildern; denn darüber gibt es eigene Bücher. Unsere Absicht ist vielmehr die, *vor Übertreibungen zu warnen,* etwa derart, die Ernährung nunmehr nur noch vom Standpunkt der Vitamine aus zu betrachten. Da bei der bisher üblichen Zubereitung unserer Kost ein nicht unbeträchtlicher Teil durch Kochen zerstört wird, liegt z. B. nichts näher als der Schluß, daß vegetarische oder Rohkost die einzig richtige Ernährung sei. Wir werden aber sehen, daß die Anhänger dieser Strömungen, die in der Lehre von den Vitaminen wahrscheinlich eine vollkommene Bestätigung ihrer Ansichten erblickt haben, ebensowenig Anspruch auf die einzig richtige Ernährungsweise haben wie etwa diejenigen, die einer überwiegenden Fleischkost huldigen und durch die Vitaminlehre schon widerlegt sind.

Wenn wir die Lebensweise der verschiedenen Völker unserer Erde überblicken, dann erkennen wir ohne weiteres, daß man nicht von *der,* sondern höchstens von *einer* richtigen Ernährung sprechen kann; denn sie ist in außerordentlichem Maße von Klima, Boden und den sonstigen Verhältnissen abhängig. Zwischen der Nahrung eines Europäers, Inders oder Japaners bestehen z. B. ganz grundsätzliche Unterschiede, wobei nicht nur die Zusammensetzung, sondern auch der Energieinhalt (gemessen an dem Kalorienwert) Unterschiede aufweist. Dabei ist es aber nicht so, daß die Leistungsfähigkeit parallel geht mit der Üppigkeit der Nahrung. Im Gegenteil, man muß sich immer wieder wundern, wieso es primitive Völker zuwege bringen, mit verhältnismäßig geringen Energiemengen auf die Dauer schwere körperliche Arbeit zu leisten. Wir erkennen daran, daß auch konstitutionelle Unterschiede hereinspielen, und sehen vor allem, daß der Mensch von einer außerordentlichen Anpassungsfähigkeit ist. Im großen ganzen hat er seine Ernährung, wie wir heute auf Grund unserer wissenschaftlichen Erkenntnis sagen können, ganz zweckmäßig gestaltet. Dabei hat ihn sein mehr oder minder unbeirrbarer Instinkt geleitet, so wie wir es heute noch beim Tier beobachten können. *Das moderne Rüstzeug der Wis-*

*senschaft gibt uns nicht nur die Möglichkeit, dieses in-
stinktmäßige Handeln zu verstehen, sondern ist auch die
Grundlage des weiteren verstandesmäßigen Ausbaues unserer
Ernährungsweise.*

Haben uns die Mangelkrankheiten einerseits überzeugt,
daß in vielen Fällen rohe Pflanzenkost vorzuziehen ist, so
wissen wir andererseits, daß die Verdauung durch vorheriges
Kochen oft weitgehend erleichtert und gefördert wird. Fleisch
z. B. wird in gekochtem Zustand rascher und leichter verdaut
als in rohem, so daß dem Körper viel Arbeit erspart wird.
Dasselbe gilt auch für zahlreiche Gemüse. Dabei muß das
Kochen natürlich auf ein Mindestmaß herabgesetzt werden,
um unnötigen Verlust zu vermeiden. Wir wissen ferner, daß
manche Pflanzeneiweiße, z. B. die von Erbsen oder Bohnen,
gegenüber tierischen minderwertig sind, insbesondere auch
deshalb, weil sie vom Körper nur schwer aufgeschlossen werden können. Vegetarische Nahrung kann daher unter Umständen zu einem Mangel an vollwertigem Eiweiß (mit all
seinen Folgeerscheinungen) führen. Weiterhin sei nochmals
daran erinnert, daß die perniziöse Anämie nur durch ein
tierisches Präparat, nämlich durch Leber, geheilt werden
kann, ein pflanzliches Heilmittel gibt es nicht. Überhaupt
können Organ-Nährschäden des Menschen sehr oft durch die
Verabreichung von gleichartigen tierischen Organen behoben
werden, weil diese die fehlenden Stoffe *fertig* vorgebildet enthalten.

Diese wenigen Beispiele dürften, zusammen mit den geschilderten Ergebnissen der Vitaminforschung, genügen, um
die *Nachteile jeder einseitig betonten Ernährung* klarzulegen.
Pflanzliche *und* tierische, gekochte *und* rohe Nahrung kommen der idealen Kost am nächsten! Denn es kommt nicht nur
auf die Vitamine oder den Energiegehalt der Kost an, sondern auch auf die Einzelbestandteile Eiweiß, Fett, Kohlenhydrate, anorganische Stoffe, Wirkstoffe und eine Reihe noch
unbekannter Faktoren. Mit anderen Worten: *in dem richtigen
Zusammenspiel der einzelnen Nährstoffe liegt das Wesen der
bestmöglichsten Ernährung,* was nicht ausschließt, daß die
eine oder andere Kostform auch durch Vitaminkonzentrate

ergänzt wird. Beispiele dafür, wie solche Ergänzungen vorgenommen werden können, bieten die Aktionen des Reichsgesundheitsführers: Vitaminisierung der Margarine (mit Vitamin A), Verabreichung von Vitamin C an stillende Mütter, Säuglinge, Kleinkinder und Schwerarbeiter sowie Abgabe von Vitamin D an Kleinkinder.

Die jeweils richtige Auswahl richtet sich allerdings auch nach Lebensgewohnheiten und Beruf. Handarbeiter vertragen z. B. gemüsereiche Kost besser als Kopfarbeiter, und Höchstleistungen im Sport werden meist bei eiweißreicher Nahrung erzielt.

In der Sorge um die Erhaltung der Art liegt einer der edelsten Triebe aller Lebewesen. Während bei Pflanze und Tier der Instinkt vorwaltet, handelt der Mensch mehr verstandesmäßig. Er begnügt sich dementsprechend nicht mit der Erhaltung, sondern versucht, sich und seinen Nachkommen immer günstigere Lebensverhältnisse zu schaffen und die Art und Rasse weiter zu entwickeln. Das Rüstzeug dazu liefert ihm die Wissenschaft mit ihren zahlreichen Zweigen, zu denen schließlich auch die *Lehre von den Vitaminen* gehört. Sie *schafft mit die Voraussetzungen für ein gesünderes Leben kommender Geschlechter.*

Übersicht über die Vitamine und Vitamin-Mangelkrankheiten.

In dieser Tabelle sind außer den oben beschriebenen auch diejenigen natürlichen Vitamine angeführt, deren Existenz noch unsicher ist. Fermente sind nicht aufgezählt. — $[\alpha]_D$ = Spezifische Drehung. Schmp. = Schmelzpunkt.

I. Fettlösliche Vitamine.

Bezeichnung	Wichtigstes Vorkommen	Wichtige Eigenschaften		Für den Menschen notwendige Menge	Krankheitsbild
Epithelschutzvitamine:					
Vitamin A_1 (Axerophtol)	Milch, Butter, Lebertran (Seefisch)	$C_{20}H_{29} \cdot OH$ Schmp.: 64°	Sauerstoff-, säure- und lichtempfindlich. — Weniger alkali-empfindlich	2 mg	Allgemeine Schädigung der Haut- und Schleimhautstruktur. Dadurch bedingte erhöhte *Anfälligkeit gegenüber* Infektionen. Im einzelnen: Nachtblindheit, Augendarre, Scheidenverhornung, Schädigung des Geschlechtsapparates.
Vitamin A_2	Süßwasserfische (Auge, Leber)	—		—	
Provitamine A:					
α-Karotin	Rotes Palmöl, Teeblätter, Karotten	$C_{40}H_{56}$ $[\alpha]_D = +380°$ Schm.: 187°	Ähnlich, aber weniger empfindlich als das eigentliche Vitamin A	10 mg	
β-Karotin	Karotten, grüne Pflanzen	$C_{40}H_{56}$ $[\alpha]_D = 0$ Schmp.: 184°		5 mg	
γ-Karotin	Maiglöckchen, Karotten	$C_{40}H_{56}$ $[\alpha]_D = 0$ Schmp.: 178°		10 mg	
Kryptoxanthin	Gelber Mais, Paprika	$C_{40}H_{55} \cdot OH$ $[\alpha]_D = 0$ Schmp.: 169°		10 mg	
Antirachitische Vitamine D:					
Vitamin D_2	Meist künstlich hergestellt (Fischleber)	$C_{28}H_{43} \cdot OH$ $[\alpha]_D = +82,6°$ Schmp.: 116°	Sehr beständig	0,01 mg	

Bezeichnung	Wichtigstes Vorkommen	Wichtige Eigenschaften		Für den Menschen notwendige Menge	Krankheitsbild
Vitamin D_3 . . .	Milch, Butter, Eigelb, Lebertran, Fische	$C_{27}H_{43} \cdot OH$ $[\alpha]_D = +83°$ Schmp.: 84°	Sehr beständig	0,01 mg	Störung des Phosphor- und Kalziumstoffwechsels. Im einzelnen: Ungenügende Verkalkung der Knochen beim Kind; Entmineralisierung beim Erwachsenen. Zahnschäden.
Provitamine D: Ergosterin (Provitamin D_2) . . .	Hefe, Pilze	$C_{28}H_{43} \cdot OH$ $[\alpha]_D = -132°$ Schmp.: 163°	Sehr beständig. Durch ultraviolettes Licht in die entsprech. D-Vitamine umgewandelt	—	
7-Dehydrocholesterin (Provitamin D_3) . . .	Tierhaut (Schwein)	$C_{27}H_{43} \cdot OH$ $[\alpha]_D = -115°$ Schmp.: 144°		—	
Fruchtbarkeitsvitamine E: α-Tokopherol . .	Weizenkeimlinge, Grüner Salat, Erdnüsse, Öle	$C_{29}H_{50}O_2$ Flüssig	Luft-, säure-, hitzebeständig.	mehrere mg	Hodenschädigung beim Männchen. Absterben der Frucht beim Weibchen.
β-Tokopherol . .		$C_{28}H_{48}O_2$ Flüssig	Licht-, alkaliempfindlich	mehrere mg	
Vitamin F . . .	Weizenkeimlinge, Öle	Flüssig	Luftempfindlich	—	Hautnekrosen.
Koagulationsvitamine K: Vitamin K_1 (α-Phyllochinon) .	Grüne Pflanze, Spinat, Wirsing u. a., Hühnereigelb, Schweinsleber	$C_{31}H_{46}O_2$ Flüssig	Hitze-, säurebeständig. — Alkali-, licht-, sauerstoffempfindlich	mehrere mg	Herabgesetzte Blutgerinnung infolge verringerter Prothrombinbildung.
Vitamin K_2 . . .		$C_{41}H_{54}O_2$ Schmp.: 52°		mehrere mg	
Fettlöslicher Wachstumsfaktor	Milch, Weizenkeimlinge	—	Hitzeempfindlich	—	Mangelhaftes Wachstum.

II. Wasserlösliche Vitamine.

Bezeichnung	Wichtigstes Vorkommen	Wichtige Eigenschaften		Für den Menschen notwendige Menge	Krankheitsbild
Antineuritisches Vitamin B_1 Aneurin; Thiamin	Kleie (Vollkornbrot), Hefe, Kartoffel	$C_{12}H_{18}ON_4SCl_2$ $[\alpha]_D = 0$ Schmp.: 252°	Säurebeständig. Alkali-, luft-, hitzeempfindlich	1 mg	Störung des Kohlehydratwechsels. Nervenerkrankungen. Lähmungen. Muskelatrophie. Ödeme (Beriberi). Mangelndes Wachstum von Pilzen, Bakterien, Pflanzenwurzeln.
Aneurin-pyrophosphorsäure (Co-Carboxylase).		$C_{12}H_{19}O_7N_4SP_2Cl$	Säure-, alkali-, hitze-, luftempfindlich	Ähnlich wie Aneurin	
Vitamin B_2: Laktoflavin . . .		$C_{17}H_{20}N_4O_6$ $[\alpha]_D = -115°$ Schmp.: 292°	Säure-, hitze-, luftbeständig Alkali- und lichtempfindlich	2—3 mg	
Laktoflavinphosphorsäure (Gelbes Co-Ferment I) . .	Leber, Herz, Niere, Hefe, Milch	$C_{17}H_{21}N_4O_6P$		Ähnlich wie Laktoflavin	Hauterkrankungen um Mund Nase und Augen. Mangelhaftes Wachstum von Tieren und einigen Bakterien.
Alloxazin-adenindinukleotid (Gelbes Co-Ferment II)		$C_{27}H_{44}N_9O_{15}P_2$	Säure-, alkaliempfindlich, sonst wie Laktoflavin	Entsprechend Laktoflavin	
Vitamin B_3 . .	Hefe, Weizen	—	Hitze-, säure-, alkaliempfindlich	—	Mangelhaftes Wachstum von Tieren.
Vitamin B_4 . .	Hefe, Milch, Leber	—	Hitze-, alkaliempf.	—	Gehstörungen (Tier).
Vitamin B_5 . .	Hefe, Weizen	—	Hitze-, alkalibest.	—	Gewichtsabnahme (Tier).
Vitamin B_6 (Adermin, Pyridoxin).	Hefe, Weizenkeime, Leber, Herz, Spinat	$C_8H_{12}O_3NCl$ $[\alpha]_D = 0$ Schmp.: 206°	Hitze-, alkali-, säurebeständig. Lichtempfindlich	2 mg	Hauterkrankungen bei der Ratte. Mangelhaftes Wachstum von Bakterien u. a.
Antipellagravitamin: Nikotinsäureamid	Herz, Leber, Hefe, grüne Pflanzen	$C_6H_6N_2O$ $[\alpha]_D = 0$ Schmp.: 122°	Ziemlich beständig gegen Erhitzen, Sauerstoff u. Licht	30 mg	

Bezeichnung	Wichtigstes Vorkommen	Wichtige Eigenschaften	Für den Menschen notwendige Menge	Krankheitsbild
Co-Zymase (Diphospho-pyridinnukleotid). . . .	Hefe	$C_{21}H_{27}N_7O_{14}P_2$ — Säure- und alkaliempfindlich	Entsprechend Nikotinsäureamid	Pellagra: Hauterkrankungen, Schädigungen des Magen-Darmkanals und des Nervensystems.
Atmungs-Co-Ferment (Triphosphopyridin-nukleotid	Pferdeblutzellen	$C_{21}H_{28}N_7O_{17}P_3$	Entsprechend Nikotinsäureamid	Pellagra: Hauterkrankungen, Schädigungen des Magen-Darmkanals und des Nervensystems.
Antianämiefaktoren	Leber, Eiweiß, Hefe	Uneinheitlich	—	Bösart. Blutarmut: Mangelnde Reife der Blutkörperchen.
Antigrauehaarfaktoren:	Begleiter der B-Vitamine: Leber, Hefe u. a.	Uneinheitlich	—	Ergrauen der Haare.
Hühner-Antidermatitisfaktor (Pantothensäure).	Leber, Herz, Milch, Reiskleie, Hefe	$C_8H_{15}O_5N$ $[\alpha]_D = +27°$ Schmp.: 122° — Hitze-, alkaliempfindlich. Lichtbeständig	—	Hühnerdermatitis. Mangelndes Wachstum von Tieren, Bakterien und Hefe.
p-Aminobenzoesäure (Wuchsstoff H') .	Leber, Hefe, Molke, Tomaten, Malz	$C_7H_7O_2N$ — Recht beständig	—	Hühnerdermatitis. Mangelndes Wachstum von Tieren, Bakterien und Hefe.
Vitamin H (Biotin)	Leber, Niere, Spinat, Hühnereidotter	$C_{10}H_{16}O_3N_2S$ Schmp.: 216° — Hitze-, licht-, säurebeständ. Alkali-, luftempfindl.	0,5 mg	Talgfluß: Fettige Degeneration der Haut. Mangelhaftes Wachstum von Hefe, Bakterien und Keimlingen.
Antiskorbutvitamin C (l-Askorbinsäure).	Hagebutten, Paprika, Zitronen, grüne Pflanzen	$C_6H_8O_6$ $[\alpha]_D = +24°$ Schmp.: 191° — Sauerstoff-, hitze-, alkaliempfindlich	30—40 mg	Skorbut: Gewebsblutung. Mangelhafte Knorpelbildung. Zahnfleischerkrankungen. Erhöhte Anfälligkeit gegenüber Infektionen.
Laktationsvitamine L_1, L_2	—	—	—	Verringerte Milchabscheidung.
Permeabilitätsvitamin P (Citrin)	Zitrone, Orange	Gemisch von Flavanonglykosiden — Säureempfindlich, sonst zml. beständ.	—	Erhöhte Kapillardurchlässigkeit.

Gehalt von Nahrungs-, Genuß- und Futtermitteln an den für den Menschen wichtigsten Vitaminen.

Die Angaben sind unabhängig davon, ob fertiges oder Provitamin vorliegt. Sie beziehen sich, wenn nichts weiter vermerkt ist, auf das frische, rohe Material. $++$ = hoher, $+$ = beachtlicher, · = unbedeutender oder unbekannter Vitamingehalt.

	Axerophtol A	Aneurin B_1	Laktoflavin B_2	Nikotinsäureamid	Adermin B_6	Askorbinsäure C	Antirachitisches Vitamin D	Tokopherol E	Biotin H	Phyllochinon K
Schweinefleisch	·	+	·	+	·	·	+ (Schwarte)	·	·	+
Ochsen-, Kalbfleisch	·	·	·	+	+	·	·	·	·	·
Hirn (Rind, Kalb, Schwein)	·	·	+	·	·	+	·	·	++	·
Herz (Rind, Kalb, Schaf, Schwein usw.)	·	+	++	++	++	·	·	·	+	·
Leber (Rind, Kalb, Schaf, Schwein)	++	+	++	++	++	++	+	·	++	+
Niere (Rind, Kalb, Schaf, Schwein)	·	+	++	++	++	+	·	·	++	·
Nebenniere	·	·	·	·	·	++	·	·	·	·
Hühnerfleisch	·	++	·	+	+	+	·	·	·	·
Seefisch (Fleisch)	·	·	+	+	++	·	·	·	·	·
„ (Rogen)	·	++	++	+	+	+	·	·	·	·
„ (Leber)	++	+	+	+	+	·	++	·	+	+
Hering	+	·	·	+	++	·	++	·	·	·
Kuhvollmilch, roh	+	·	+	·	+	+	+	·	+	·
„ bestrahlt	+	·	·	·	·	·	++	·	·	·
„ pasteurisiert	+	·	+	+	·	·	+	·	·	·
Kondensmilch	+	·	+	·	·	·	+	·	·	·
Kuhmagermilch	·	·	+	·	+	+	·	·	+	·
Frauenmilch	+	+	·	·	·	+	+	·	·	·
Hühnereier (Dotter)	++	·	+	·	+	·	++	+	++	+
„ (Eiklar)	·	·	+	+	+	+	·	·	·	·
Käse (Fett)	+	·	+	+	·	·	+	+	·	·
Butter (Sommer)	++	·	·	·	·	·	++	·	·	+
Speck	·	·	·	·	·	·	+ (Schwarte)	·	·	·
Schweinefett	·	·	·	·	·	·	·	+	·	·
Rinderfett	·	·	·	·	·	·	·	·	·	·
Fischfett (ohne Leberöl)	+	·	·	·	·	·	+	·	·	·

	Axeroph-tol A	Aneurin B_1	Lakto-flavin B_2	Nikotin-säure-amid	Ader-min B_6	Askor-binsäure C	Antirachi-tisches Vitamin D	Toko-pherol E	Biotin H	Phyllo-chinon K
Fischleberöle	++	·	·	·	·	·	++	·	·	+
Erdnußöl, Rüböl	·	·	·	·	·	·	·	+	·	·
Kakaobutter	·	·	·	·	·	·	++	+	·	·
Kokosnußöl, Mohnöl	·	·	·	·	·	·	·	+	·	·
Palmöl	++	·	·	·	·	·	·	+	·	·
Roggen, Gerste, Hafer	·	+	+	·	+	·	·	·	·	·
Weizen	·	+	+	+	+	·	·	·	·	·
Getreidekeimlinge	·	++	++	+	++	++	·	++	+	·
Mais	+(gelb)	+	+	·	·	·	·	·	·	·
Reis	·	+	+	+	·	·	·	·	++ (Kleie)	·
„ (poliert)	·	·	·	·	·	·	·	·	·	·
Malz	·	+	+	·	·	·	·	·	·	·
Roggenmehl, dunkel	·	+	+	·	·	·	·	·	·	·
„ hell	·	·	·	·	·	·	·	·	·	·
Weizenmehl, dunkel	+	+	·	+	+	·	·	·	·	·
„ hell	·	·	·	·	·	·	·	·	·	·
Kleie	+	++	++	++	+	·	·	·	++ (Reis)	+
Roggenbrot, voll	·	+	+	·	·	·	·	·	·	·
Weizenbrot, voll	·	+	·	+	+	·	·	·	·	·
Erbsen, grün	+	+	+	·	·	++	·	·	·	+
„ gedörrt	·	+	·	·	·	·	·	·	·	·
Bohnen, grün	+	·	+	·	·	+	·	·	·	·
Linsen	·	+	·	·	·	·	·	·	·	·
Luzerne (Klee)	++	+	+	·	·	++	·	·	·	++
Rübe (Wurzel)	·	·	·	·	·	+	·	·	·	·
Möhren	++	+	·	·	·	·	·	·	·	+
Rote Rüben	·	+	+	·	·	·	·	·	·	·
Sellerie	·	·	·	·	·	·	·	·	·	·
Kohlrabi	·	+	·	·	·	++	·	·	·	·
Rettich	·	+	·	·	·	++	·	·	·	·

	Axerophtol A	Aneurin B₁	Laktoflavin B₂	Nikotinsäureamid	Adermin B₆	Askorbinsäure C	Antirachitisches Vitamin D	Tokopherol E	Biotin H	Phyllochinon K
Meerrettich	·	·	·	·	·	++	·	·	·	·
Kartoffeln	·	+	·	·	+	+	·	+	+	·
Blumenkohl	·	+	·	·	·	++	·	·	·	++
Rhabarber	·	·	·	·	·	+	·	·	·	·
Mangold	+	+	+	·	·	++	·	·	·	·
Spinat	++	·	+	·	+	++	·	·	·	++
Kopfsalat, Endiviensalat	++	·	+	·	+	+	·	++	·	·
Kressen	++	·	+	·	·	++	·	+	·	·
Lattich	++	·	+	·	·	++	·	·	·	·
Grünkohl	++	+	+	·	+	++	·	+	·	·
Rotkohl	·	+	+	·	·	++	·	·	·	·
Weißkohl	·	·	+	·	·	++	·	·	·	++
Rosenkohl	+	+	·	·	·	++	·	·	·	·
Wirsing	+	+	·	·	·	++	·	·	·	+
Kohlrabiblätter	++	·	·	·	·	++	·	·	·	·
Gras	++	·	++	·	·	+	·	·	·	++
Sauerkraut	·	·	·	·	·	+	·	·	·	·
Gurken	·	·	·	·	·	+	·	·	·	·
Tomaten	+	·	·	·	·	++	·	·	·	+
Kürbis	·	·	·	·	·	+	·	·	·	·
Äpfel	·	·	·	·	·	+	·	·	·	·
Apfelschalen	·	·	·	·	·	++	·	·	·	·
Birnen	·	·	·	·	·	·	·	·	·	·
Kirschen	+ (schwarz)	·	·	·	·	+	·	·	·	·
Zwetschgen, Pflaumen	·	+	·	·	·	+	·	·	·	·
Pflaumen gedörrt	+	·	·	·	·	·	·	·	·	·
Pfirsiche	+	·	·	·	·	+	·	·	·	·
Aprikosen	+	·	+	·	·	+	·	·	·	·
Erdbeeren	·	·	·	·	·	++	·	·	·	+
Himbeeren	·	+	·	·	·	++	·	·	·	·
Johannisbeeren, rot	·	·	·	·	·	++	·	·	·	·

Lebensmittel	Axerophtol A	Aneurin B_1	Laktoflavin B_2	Nikotinsäureamid	Adermin B_6	Askorbinsäure C	Antirachitisches Vitamin D	Tokopherol E	Biotin H	Phyllochinon K
Johannisbeeren, schwarz	+					++				
Stachelbeeren		+				++				
Brombeeren	+					++				
Hagebutten	++					++				+
Weintrauben						+				
Heidelbeeren	+					++				
Preiselbeeren						+				
Holunderbeeren						++				
Zitronen						++				
Mandarinen						+				
Apfelsinen						++			+	
Bananen						+				
Bananen, getrocknet										
Feigen, frisch						+				
„ getrocknet										
Ananas		+				++				
Wassermelonen	+					+				
Baummelonen	+					++				
Datteln, getrocknet						+				
Kastanien		+				+				
Mandeln		+								
Haselnüsse		+						+		
Erdnüsse		+						++		
Walnüsse								+		
Wein	+	+				+				
Bier										
Tee										
Pilze										
Champignon, frei gewachsen							++			
Pfifferlinge, Steinpilze							++			
Bäckerhefe		++	++	++	++		++			
Brauerhefe		++	++	++	++		++			

Sachverzeichnis.